Tai Chi Chuan

ECON Ratgeber

Das Buch

Dies ist das maßgebliche Lehrbuch über das chinesische Schattenboxen.
Dieses System harmonisch fließender Bewegungen kann von jedermann, ob jung oder alt, erlernt und ausgeführt werden. Es ist Meditation in Bewegung, gleichzeitig eine wirksame Heilgymnastik sowie eine Methode der nichtaggressiven Selbstverteidigung. In fortlaufenden Bildern wird der Bewegungsablauf gezeigt, der bei regelmäßiger Übung Herz und Kreislauf stärkt, den Atem reguliert, Schlaf und Verdauung fördert, sich günstig auf das Nervensystem auswirkt und ganz allgemein zu einem gesünderen und glücklicheren Leben führt.
Wer gerne in harmonischer Bewegung meditiert, wer sich von körperlichen Beschwerden befreien will, wer Ausgleich braucht zu Leistungsdruck und Alltagsstreß, wer einfach erfüllter und glücklicher leben will, dem zeigt dieses Lehrbuch den Weg.

Der Autor

Frieder Anders leitet eine Schule für Tai Chi.

Frieder Anders

Tai Chi *Chuan*

Meditation in Bewegung

Nach dem Stil und mit Abbildungen
von Großmeister William C. C. Chen
In Zusammenarbeit mit
Christian Hanussek

ECON Taschenbuch Verlag

Lizenzausgabe
5. Auflage 1994

ECON Taschenbuch Verlag GmbH, Düsseldorf und Wien
April 1985

Umschlagentwurf: Molesch/Niedertubbessing
Gesetzt aus der Stone Serif und der Syntax
Satz: HEVO GmbH, Dortmund
Druck und Bindearbeiten: Ebner Ulm
Printed in Germany
ISBN 3-612-20515-3

Inhalt

Vorwort 9

Teil 1: Einführung zu Tai Chi Chuan 14
Zur Geschichte 14
Der Name 17
Die Entwicklung 19
Ch'i 22
Heilgymnastik 24
Meditation 32
Selbstverteidigung 36

Teil 2: Übungsanleitung zu Tai Chi Chuan 43
Allgemeine Grundregeln 43
Die einzelnen Grundregeln 56
Die Soloübungen 65
1. Vorbereitung 68
2. Beginnen 69
3. Abwehr mit der linken Hand 71
4. Abwehr mit der rechten Hand 73
5. Drehen und zurückweichen 75
6. Drücken 76
7. Stoßen 77
8. Peitsche 78
9. Die Hände heben 81
10. Nach vorne lehnen 82
11. Der Kranich breitet seine Flügel aus 83

12. Kniestreifen und Schritt mit Drehung 84
13. Gitarre spielen 86
14. Kniestreifen und Schritt mit Drehung 87
15. Schritt nach vorn, nach unten ablenken, abwehren und boxen 89
16. Die Nadel vom Meeresboden holen 91
17. Die Arme wie einen Fächer ausbreiten 93
18. Drehung und den Gegner mit der Faust treffen 94
19. Zurückweichen und stoßen 96
20. Die Hände kreuzen 98
21. Den Tiger umarmen und zurück auf den Berg 100
22. Drehen und zurückweichen 102
23. Drücken (wie Nr. 6) 103
24. Stoßen (wie Nr. 7) 103
25. Diagonale Peitsche (wie Nr. 8) 103
26. Faust unter Ellbogen 104
27. Schritt zurück und den Affen verjagen 106
28. Fliegen in der Diagonalen 108
29. Wolkenhände 110
30. Peitsche 112
31. Ducken 114
32. Der goldene Fasan steht auf einem Bein (links) 116
33. Der goldene Fasan steht auf einem Bein (rechts) 118
34. Den rechten Fuß abspreizen 119
35. Den linken Fuß abspreizen 121
36. Drehung und Tritt mit der Ferse 123
37. Schritt nach vorn und boxen 124
38. Mit den Fäusten die Ohren des Gegners treffen 126
39. Drehen und zurückweichen (wie Nr. 5) 128

40. Drücken (wie Nr. 6) 128
41. Stoßen (wie Nr. 7) 128
42. Peitsche (wie Nr. 8) 128
43. Die Schöne am Webstuhl 129
44. Die Schöne am Webstuhl 131
45. Die Schöne am Webstuhl 133
46. Die Schöne am Webstuhl 134
47. Abwehr mit der linken Hand 136
48. Abwehr mit der rechten Hand (wie Nr. 4) 137
49. Drehen und zurückweichen (wie Nr. 5) 137
50. Drücken (wie Nr. 6) 137
51. Stoßen (wie Nr. 7) 137
52. Peitsche (wie Nr. 8) 137
53. Ducken (wie Nr. 31) 137
54. Schritt nach vorn zu den sieben Sternen des Großen Bären 138
55. Schritt zurück und auf dem Tiger reiten 139
56. Drehung und mit dem Bein den Lotos streifen 140
57. Den Bogen spannen und auf den Tiger schießen 142
58. Schritt nach vorn, nach unten ablenken, abwehren und boxen 143
59. Zurückweichen und stoßen 145
60. Die Hände kreuzen 146

Klassische Texte 148

Anmerkungen 157

Bibliographie 159

Vorwort

Vor 17 Jahren erschien dieses Buch zum ersten Mal, geschrieben in der Absicht, allen Tai-Chi-Interessierten das Selbststudium anhand der Bilderfolge zu ermöglichen, da es zu dieser Zeit so gut wie keine qualifizierten Lehrer in Deutschland gab. Ich selbst hatte – nach einer kurzen Einführung bei einem Lehrer – die Tai-Chi-Form nach einem amerikanischen Buch gelernt und mich daraufhin entschlossen, dieses erste Lehrbuch in deutscher Sprache zu schreiben. Heute nun werden in allen größeren Städten Tai-Chi-Kurse angeboten, das Angebot an Büchern ist recht groß. Dieses Buch soll weiterhin seine Aufgabe als theoretische und praktische Einführung für den Interessierten erfüllen, wie es das in den letzten Jahren getan hat, und ich freue mich, daß sich der Verlag zur Neuauflage entschlossen hat. Letztendlich jedoch wird sich für den ernsthaft Interessierten die Frage stellen, wo und wie er einen wirklich guten Lehrer finden kann. Ich bin gern bereit zu helfen.
Bitte wenden Sie sich an die »INTERNATIONAL TAI CHI CHUAN ASSOCIATION« (ITCCA), Am Weingarten 12–14, 60487 Frankfurt, Tel. 069/77 90 76, die von etwa 50 geprüften Lehrerinnen und Lehrern in Deutschland vertreten wird.
Stellen wir uns folgende Situation vor:

Ein Mann kommt zum Arzt. Dieser untersucht ihn und schüttelt den Kopf unzufrieden mit dem Gesundheitszustand des Patienten. Schließlich fragt er ihn:
»Treiben Sie Sport?« Der Mann verneint. »Aha«, sagt der Arzt, »dann müssen Sie sich unbedingt Bewegung verschaffen!« –
»Hm. Und was hätten Sie mir geraten, wenn ich »Ja« gesagt hätte?« – »Dann«, erwiderte der Arzt, »hätte ich gesagt, daß Sie unbedingt damit aufhören müssen.«
Zugespitzt, wie sich diese Geschichte anhört, verdeutlicht sie doch das Dilemma, in das jemand kommen kann, der ein Übungssystem sucht, das ihn wirklich gesund erhält. Folgen wir den weiteren Überlegungen unseres Patienten, der natürlich genausogut eine Frau sein könnte:
Gut. Ich muß mir Bewegung verschaffen. Also Sport treiben. Welchen? Wettkampfsport? Von Leistungen, die mit Stoppuhr und Metermaß gemessen werden, halte ich nichts. Ich habe keine Lust, mich zu überanstrengen, mich zu quälen, nur um schneller, größer und stärker als andre zu sein und am Ende als Sportkrüppel womöglich überhaupt nichts mehr tun zu können!
Eine andere Stimme sagt ihm:
Es muß ja nicht gleich Leistungssport sein!
Da sehe ich keinen grundsätzlichen Unterschied, die Wertvorstellungen sind die gleichen. Außerdem mag ich Vereine nicht und habe übrigens auch gar keine Zeit, regelmäßig ein oder zwei Abende in der Woche zu trainieren.
Also mehr etwas für dich selber, ein Ausdauertraining wie Schwimmen oder »Trimmen« oder Gymnastik, ganz locker, ohne Leistungsdruck?
Schon besser. Aber ich fürchte, daß mir das auf die Dauer zu langweilig wird. Ich möchte auch innerlich beteiligt

sein, meinen Körper nicht nur trainieren, sondern ihn auch kennenlernen!
Aha, also etwas Meditatives, vielleicht Hatha-Yoga?
Nicht schlecht. Aber das könnte wiederum zu »innerlich« sein. Zu viel Versenkung macht vielleicht passiv, so daß ich die Beziehung zum Alltag verliere. Es müßte etwas sein, das einen still und aktiv macht, eine Art dynamischer Yoga.
Dann östliche Kampfkünste – Selbstverteidigung, Kung Fu, Karate, Judo?
Kämpfen lernen ist gut, aber Karte und Kung Fu sind mir doch zu hart und aggressiv. Außerdem kommt bei den östlichen Kampfkünsten, wie sie hier allgemein betrieben werden, ihre meditative Seite leicht zu kurz, und dann wäre das Ganze doch wieder Sport.
Also was tun?
Vielleicht ist Tai Chi Chuan, auch »Schattenboxen« genannt, das, was unser Mann sucht. Diese alte Bewegungskunst ist sowohl Heilgymnastik als auch Meditation und Selbstverteidigung und kann allein oder mit Partner geübt werden. Die aus dem Englischen stammende Bezeichnung »Schattenboxen« bedeutet einerseits, daß der Übende gegen den imaginären Gegner Krankheit »boxt« und andererseits gegen einen Angreifer, den er sich vorstellt. So eignet er sich Selbstverteidigungstechniken an, die er dann mit einem Partner üben oder in einer realen Situation anwenden kann.
Tai Chi Chuan ist ein Übungssystem, das jedermann, Männer und Frauen, jung und alt, erlernen kann. Weder ein besonderer Übungsraum noch besondere Kleidung oder Ausrüstung, noch viel Zeit und Geld sind nötig dazu – dafür aber Geduld und Ausdauer. Wer Tai Chi über längere Zeit regelmäßig übt, erlangt nach einem Sprichwort der Chinesen die Geschmeidigkeit eines

Kindes, die Gesundheit eines Holzfällers und die Gelassenheit eines Weisen. Tai Chi Chuan ist eine Kombination von kreisförmigen Bewegungen, die weich, langsam und fließend von einer Form in die nächste übergehen. Hände, Schultern, Ellbogen, Fäuste, Finger, Füße, Beine, Knie, Zehen, der ganze Körper wird dabei bewegt, um den Blutkreislauf anzuregen, die Bänder zu strecken, die Knochen zu entwickeln und die Atmung zu vertiefen. Tai Chi lehrt die Menschen, wie sie körperliche und geistige Gesundheit erlangen und wie sie kämpfen und sich selbst verteidigen können, ohne den Gegner zu hassen und zu vernichten.

Obwohl es einige Zeit braucht, die Soloübung zu meistern, kann sie auch ein westlicher Mensch in relativ kurzer Zeit erlernen. Auch unvollkommen ausgeführt sind ihre wohltuenden Wirkungen deutlich zu spüren. »Unvollkommenheit« in Tai Chi bedeutet nämlich nicht Minderwertigkeit angesichts eines fernen Zieles, vor dem nichts gilt, das weniger vollkommen ist als es selbst. »Wenn man tausend Meilen gehen will, muß man den ersten Schritt tun«, heißt ein chinesisches Sprichwort. Der erste Schritt, sicherlich unvollkommen, gemessen an der Länge der Strecke, ist deshalb nicht wertlos. In Tai Chi geht es nicht darum, einen langen Weg zu gehen, der nur Mittel zum Zweck ist und seinen Sinn nur erfüllt, wenn er überstanden und das Ziel erreicht ist. In Tai Chi ist der Weg das Ziel. Jeder Schritt, den man mit offenen Sinnen für den Weg tut, verändert den eigenen Standort – und sich so zu bewegen heißt, daß man irgendwann das Ziel vergessen kann, weil einen der Weg dahin ganz und gar ausfüllt.

Dieses Buch möchte demjenigen, der Tai Chi Chuan erlernen will und keinen Lehrer hat, die nötige Hilfe zum Selbstunterricht geben. Es ist ohne Zweifel leichter, mit einem Meister zu lernen als nach einem Buch, aber in Ermangelung eines Meisters oder Lehrers ist es auch nach einem Buch möglich. Dafür steht meine Erfahrung ein. Es ist zwar mühsamer und dauert vielleicht länger, aber dafür ist die Beschäftigung des Lernenden mit der Sache um so intensiver.

Das Buch besteht aus zwei Teilen. Hauptteil ist der Lehrbuchteil mit der fotografischen Darstellung der Tai-Chi-Chuan-Soloübung im Yang-Stil, demonstriert von Großmeister William C. C. Chen, New York, und einer genauen und ausführlichen Beschreibung des Bewegungsablaufes von meinem Mitarbeiter Christian Hanussek und mir.

Meister Chens Variante der Yang-Form betont die Notwendigkeit der inneren und äußeren Entspannung und ist daher für den Menschen des Westens besonders geeignet. Wer vor allem Entspannung sucht, gewinnt aus dieser Form, verglichen mit anderen Stilen und Schulen, am meisten. Entspannung steht übrigens in keinem Widerspruch zur Selbstverteidigung. Im Gegenteil: sie ist die Voraussetzung dafür. Meister Chen ist ein gutes Beispiel dafür; er praktiziert, allerdings abweichend vom authentischen Yang-Stil, seinen eigenen effektiven Stil der Selbstverteidigung. Ein Super-8-Film mit dem Ablauf der Soloübung, der von Meister Chen vertrieben wird, macht die Veröffentlichung seiner Variante der Soloübung außerdem empfehlenswert.

So hoffen wir, daß dieses Buch möglichst vielen Menschen den Einstieg in Tai Chi erleichtert und ihnen Freude bringt an dieser Meditation in Bewegung.

Frieder Anders

Teil 1: Einführung zu Tai Chi Chuan

Zur Geschichte

Die Prinzipien von Tai Chi Chuan entstammen dem jahrtausendealten Erbe der chinesischen Kultur. So verschieden auch die Ziele und Methoden der einzelnen philosophischen und religiösen Schulen waren – ob sie das menschliche Leben unter geistig-körperlichen, spirituellen oder sozialen Aspekten sahen –, sie stimmten darin überein, daß Gesundheit und Gelassenheit notwendige Voraussetzungen zur Entwicklung der eigenen Kräfte und Fähigkeiten sind.

Ein wesentlicher Teil der Antwort auf die Frage, wie denn Gesundheit und Gelassenheit zu erlangen seien, war: durch organisierte körperliche Bewegung. Körperliche Bewegung kann, wenn sie rhythmisch organisiert und im Einklang mit physiologischen und emotionalen Gesetzmäßigkeiten strukturiert ist, Krankheiten heilen, ihnen vorbeugen, die Lebenskraft stärken und das Leben verlängern. Der Beginn der Entwicklung solcher Übungssysteme, deren Höhepunkt Tai Chi Chuan darstellt, liegt in den kultischen Tänzen, die bereits zu Zeiten des »Gelben Kaisers« (um 2600 v. Chr.) dem Volk angeblich verordnet waren.

Aus dem kultischen Tanz entwickelten sich, als wesentlicher Teil der chinesischen Medizin, heilgymnastische

Übungen. »Vorbeugen ist besser als heilen« war ein Grundsatz der chinesischen Medizin. Jemand, der Übungen freiwillig machte, bevor Krankheit und Arzt ihn dazu zwangen, war höher geachtet als der, der erst als Kranker damit begann. Der Arzt wurde auch nur so lange bezahlt, als der »Patient« gesund blieb. Die heilgymnastischen Übungen hießen »Kung Fu«. »Kung Fu« ist ein allgemeiner Name, der »Aufwand an Zeit und Arbeit« bedeutet*. Denn Zeit und Arbeit sind nötig, um Übungen zu erlernen und Wissen und Fähigkeiten zu erlangen.

Der kultische Tanz wurde auch von Kriegern und Soldaten ausgeführt. Wu shu (die Kriegskünste, Selbstverteidigung oder »Boxen«) entstand parallel zu den medizinischen Künsten mit der Notwendigkeit, sich gegen Feinde zu schützen. Unter den Hauptrichtungen, die im Lauf der Zeit entstanden, wie Ringen, unbewaffneter Nahkampf (»Boxen«), Waffentechnik (Schwert, Messer, Lanze, Stock etc.), nahmen Körperübungen, die der Gesunderhaltung dienten, einen wichtigen Platz ein. Diese waren im Hinblick auf ihre militärische Zielsetzung straffer organisiert als die medizinischen Übungen, beruhten aber auf den gleichen Grundlagen. So war in den ersten nachchristlichen Jahrhunderten »Boxen« als Gesundheitsübung sehr populär. Die Kriegskünste wurden ebenfalls »Kung Fu« genannt, weil viel Zeit und Mühe nötig waren, darin Meisterschaft zu erlangen.

Eine weitere Disziplin, die sich auf den kultischen Tanz zurückführen läßt, ist die Praxis meditativer Atemübungen. Der Zusammenhang von Bewegung und Atmung, wie er in den Tänzen erfahren wurde, kann der Ausgangspunkt dafür gewesen sein, den Atem in meditati-

* Vgl. Michael Minick: Kung Fu. Heilgymnastik und Fitnesstraining. O. W. Barth Verlag, München 1975.

ven Übungen systematisch zu erforschen. Die Taoisten entwickelten eine Kunst des Atmens, die »nei kung«, »Kunst der inneren Wirkungskraft«, genannt wurde und deren Ziel die allmähliche Entwicklung einer Art von eigentlicher, innerer Energie war. Nei kung ist wesentlicher Bestandteil von Tai Chi geworden.

Nei kung und das Bemühen um die Entwicklung der »eigentlichen, inneren Energie« unterscheidet Tai Chi grundsätzlich von anderen Systemen des chinesischen »Boxens«. Es gibt zwei Hauptrichtungen: die exoterische, »äußere« oder »harte« Schule, und die esoterische, »innere« oder »weiche« Schule, zu der Tai Chi gehört. Die äußere Schule, die auf eine Reihe von Kung-Fu-Übungen zurückgeht, die Boddhidharma, der erste Patriarch des Zen-Buddhismus um 500 n. Chr. den Mönchen im Shaolin-Kloster verordnete, betont Schnelligkeit, Körperkraft und heftige Bewegungen. (Karate ist ein japanisches Beispiel für »äußeres Boxen«.) Die »innere« Schule konzentriert sich auf Gelassenheit, Gleichgewicht, eine äußere Haltung der Sanftheit, und vor allem auf die Entwicklung der »eigentlichen, inneren Energie«.

Dieses Prinzip der »eigentlichen, inneren Energie« macht Tai Chi zu einer im wesentlich taoistischen Übung, wiewohl es ebenso buddhistische wie konfuzianische und neokonfuzianische Einflüsse integriert hat. Auch in anderer Hinsicht überwiegt der taoistische Einfluß. Der Grundgedanke der taoistischen Philosophie ist, Leben zu erhalten, Krankheiten und Verletzungen zu vermeiden, und zwar durch eigene Anstrengung: das Schicksal meiner selbst liegt bei mir und nicht im Himmel. Unter diesem Aspekt ist Tai Chi ein taoistisches Übungssystem zur Verlängerung des Lebens und zur Erhaltung von »ewiger Jugend«. Als Selbstverteidigung ist

Tai Chi nicht-aggressiv. Der Tai-Chi »Boxer« folgt Laotse (oder Lao-tzu), dem Klassiker des Taoismus, der lehrte, daß »das Weiche das Harte besiegt«. Er sucht seine Stärke im Nachgeben und vermeidet es, einen Angreifer zu verletzen.

Der Name

Der Name setzt sich zusammen aus »Tai Chi« und »Chuan«. »Chuan« heißt »Faust« oder »Boxen«, bezeichnet aber auch ein Box-System, das, wie Tai Chi, wenig Gebrauch von der Faust macht.
»Tai Chi« ist ursprünglich der Firstbalken, der das Dach trägt. Als philosophischer Begriff bedeutet Tai Chi das »erhabene Letzte« oder das »höchste Gesetz« oder Tao.

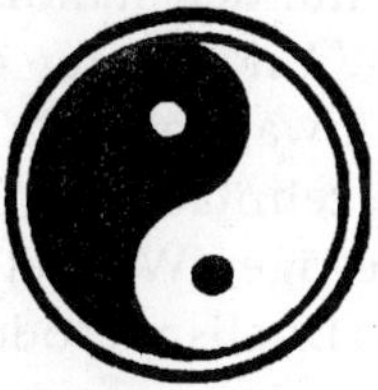

Er entstammt der sehr alten mythologischen Tradition Chinas, die ihren Niederschlag im I Ging, dem »Buch der Wandlungen«, gefunden hat. Das Prinzip, das diese Tradition und die Symbolik des I Ging bestimmt, ist das der Polarität archetypischer Gegensätze in Natur und menschlichem Leben: positiv – negativ, stark – schwach, männlich – weiblich, hell – dunkel, ausgedrückt durch das »Urpaar« Yin und Yang.
Ein Symbol des Tai Chi ist der Kreis, der zusammengesetzt ist aus zwei Teilen, die wie zwei stilisierte Fische aussehen, einer schwarz (Yin repräsentierend, den

dunklen, weiblichen, negativen Aspekt), der andere weiß (Yang, den hellen, männlichen, positiven Aspekt repräsentierend), jeder mit einem »Auge« der gegensätzlichen Farbe. Das Bild deutet Drehung und dauernden Wechsel an.

Das Tai-Chi-Symbol (oder Yin-Yang) repräsentiert eine Auffassung der Welt als System ständiger Wandlung. Das »höchste Gesetz« (Tai Chi oder Tao, symbolisiert durch den leeren Kreis) bewegt sich und schafft Yang, die Bewegung, den Anfang der Schöpfung. Wenn Yang sein Äußerstes erreicht hat, erschafft es Yin, die Stille, die Vollendung der Schöpfung. Wenn die Stille ihr Äußerstes erreicht hat, kehrt sie zurück zur Bewegung. Yin und Yang erzeugen sich gegenseitig und erschaffen so, in engem Zusammenspiel, das Universum und die »zehntausend Dinge«. Die Welt hat keinen Anfang und kein Ende, sondern nur den ständigen Wechsel von Beginnen und Enden. Und hinter dem Phänomen des Wandels steht das Unwandelbare, Tai Chi oder Tao.

In dieser Welt der »zehntausend Dinge« ist nichts beständig außer dem ewigen Wandel.

Polarität ist mehr als Dualismus oder Gegensätzlichkeit. Polare Gegensätze sind untrennbare Gegensätze, weil sie Enden oder Pole eines Ganzen sind, wie die zwei Seiten einer Münze oder die Enden eines Stockes. Etwas von Yin ist immer im Yang enthalten und umgekehrt: Es gibt nichts, was nur Yin oder Yang wäre, nichts, was grundsätzlich gut oder schlecht wäre, denn wo die negative Kraft aufsteigt, trägt sie immer den Samen des Positiven.

Im chinesischen Denken liegt das wesentlich Gute der Natur genau in diesem »Gut-und-Schlecht«. Die beiden schließen ich nicht gegenseitig aus: »Sie spielen ewig in einer bestimmten Ordnung. Weisheit besteht im Auf-

spüren dieser Ordnung und darin, mit ihr im Einklang zu handeln ... Da entsteht eine Anschauung, die den Wert und das Wesentliche des Lebens nicht im Kampf um ständigen Aufstieg sieht, sondern als einen Tanz. Tugend und Harmonie liegen nicht darin, daß man das Positive betont, sondern ein dynamisches Gleichgewicht bewahrt.«[1]
In der Struktur der Soloübung von Tai Chi Chuan – die manchmal auch als »Tanz« bezeichnet wird – ist das dynamische Gleichgewicht der Gegensätze verwirklicht. Die Bewegungen gehorchen dem Wechsel von Yin und Yang: Ruhe – Bewegung, gekrümmt – gerade, zusammenziehen – ausdehnen, ausatmen – einatmen, innen – außen, leer – fest, weich – hart, geschlossen – offen, links – rechts, zurück – vor, senken – heben.
Der Tai-Chi-Meister verkörpert das Tai-Chi-Symbol. Wenn er Tai Chi Chuan »tanzt«, verwirklicht er innerlich das »höchste Gesetz«, d. h. ohne Gedanken oder affektive Beweggründe – mit dem Anschein der »Leere« – geht er ganz darin auf, äußerlich, in seinen Bewegungen, das dynamische Gleichgewicht von Yin und Yang zu realisieren.

Die Entwicklung

Die Meinungen, zu welcher Zeit Tai Chi entstanden sei, gehen auseinander. Der früheste angenommene Zeitraum ist die Tang-Dynastie (618–906 n. Chr.), der späteste Ende des 18. Jahrhunderts. Die beliebteste Version ist die, daß Chan San Feng, ein taoistischer Mönch, der zwischen dem 12. und 14. Jahrhundert n. Chr. lebte, der Begründer von Tai Chi Chuan gewesen sei, wie die Legende vom »Kranich und der Schlange« verdeutlicht:

Chan San Feng, ein Meister der »äußeren« Shaolin-Schule war unzufrieden mit dem harten »äußeren Boxen« und sucht einen sanfteren Stil zu entwickeln. Er entdeckte im Kampf eines Kranichs mit der Schlange die Prinzipien von Tai Chi Chuan.
Der Kranich griff die Schlange mit seinem Schnabel an, sie aber wich allen Angriffen aus, um ihrerseits die ungeschützten Stellen des Kranichs anzugreifen. Was vor allem Chan San Fengs Aufmerksamkeit fesselte, war die Tatsache, daß der Kranich jedesmal vor einem Angriff innehalten mußte, um zu zielen, während die Schlange so geschmeidig war, daß sie in ständiger Bewegung ausweichen und angreifen konnte. Die Schlange gewann den Kampf.
Im Kampf der beiden Tiere erkannte Chan San Feng das Prinzip des Tai Chi: die Einheit der polaren Kräfte Yin und Yang. Er sah, wie ein schwaches Lebewesen einem starken standhalten und es besiegen kann, und fand in der Natur das gleiche Prinzip der Wirksamkeit des Nachgebens, etwa im Ziehen der Wolken oder darin, wie ein Baum einem Sturm standhält, indem er sich von ihm beugen, aber nicht brechen läßt.
Weichheit und Beständigkeit (Geduld im Nachgeben; Bewegung, ohne innezuhalten) wurden zur Grundlage von Tai Chi Chuan. Als Chan San Feng von einigen jungen Schülern über diese Prinzipien befragt wurde, streckte er als Antwort seine Zunge heraus. Die Schüler verstanden ihn nicht.
»Habt ihr meine Zunge gesehen?«
»Ja«, antworteten sie.
»Habt ihr meine Zähne gesehen?«
»Du hast ja gar keine mehr!« lachten sie.
»Eben. Die Zunge ist weich und geschmeidig, sie war im-

mer da und wird immer da sein. Die Zähne sind hart, sie haben keinen Bestand und fallen am Ende aus.«

Gegen Ende des 18. Jahrhunderts wurde Tai Chi Chuan, das bisher als Geheimnis innerhalb einzelner Sippen gehütet wurde oder eben noch gar nicht existierte, öffentlich bekannt. Yang Lu Chan (1798–1872), der berühmteste Tai-Chi-Meister und Lehrer des Kaisers, unterrichtete als erster öffentlich. Er begründete den Yang-Stil, den sein Enkel Yang Chen Fu (1883–1936) in China verbreitete. Außer dem Yang-Stil gibt es den älteren Chen-Stil und den Wu-Stil, der eine Kombination aus Yang und Chen ist, und noch viele andere Varianten. Wie unterschiedlich die einzelnen Stile auch sind, in ihren Prinzipien entsprechen sie alle den klassischen Tai-Chi-Texten (s. Anhang).
Yang Lu Chan kommt das Verdienst zu, Tai Chi als »persönliche Übung« zur Erhaltung »ewiger Jugend« verbreitet zu haben, als das Aufkommen der Feuerwaffen im 19. Jahrhundert Tai Chi als Kampfkunst verdrängte. Seit den fünfziger Jahren dieses Jahrhunderts gelangte Tai Chi in westliche Länder, vor allem in die USA, wobei der Yang-Stil überwiegt. Auch Meister Chen, Enkel-Schüler von Yang Chen Fu, Schüler von Cheng Man Ching, lehrt und praktiziert den Yang-Stil, wiewohl einen gegenüber dem Original-Yang des Yang Chen Fu modifizierten: Die Soloübung ist kürzer und betont, mehr als alle anderen Schulen, Entspannung als das wesentlichste Prinzip. In der VR China wird seit 1956 ebenfalls ein modifizierter Yang-Stil geübt. Auf Veranlassung der Regierung wurde die alte Form auf 24 Bewegungsformen reduziert und vereinfacht, und damit wurde Tai Chi dem ganzen Volk zugänglich gemacht.

Ch'i

Aus Tai Chi, dem »höchsten Gesetz«, entstehen Yin und Yang. Yin und Yang erzeugen sich gegenseitig und erschaffen in ihrem ständigen Wechselspiel die Welt: Himmel und Erde, die Jahreszeiten, Tag und Nacht, und schließlich die »zehntausend Dinge«. Das materielle Substrat dieser Schöpfung, sozusagen der »Urnebel« oder die universelle Energie, ist das Ch'i. Es war das Ch'i, das kondensierte und sich zu den vielfältigen Erscheinungen des Universums verdichtete.

Auch im Menschen, als einem Teil des Universums, bewegt sich nach dem Prinzip des Yin und Yang diese universelle Energie: Der Mensch ist ein Mikrokosmos im Makrokosmos.

»So wie das Kräftepaar Yin und Yang im Weltall im dauernden Kampf steht und gleichzeitig eine Einheit bildet, so symbolisiert es auch Harmonie oder Disharmonie des menschlichen Organismus. Ausgewogenes, im Gleichgewicht stehendes Yin und Yang bedeutet Gesundheit, Verlagerung der Energie in irgendeiner Richtung aber Krankheit.«[2]

Im Körper des Menschen bewegt sich die Energie auf bestimmten Bahnen, den Meridianen. »Im China des Altertums ... entdeckte man solche Punkte des Körpers, die, gestochen oder gebrannt, bestimmte Schmerzzustände günstig beeinflussen. Durch Vergleich und Ausbau der Erfahrungen wurden immer mehr Punkte entdeckt, mit deren Hilfe nicht nur Schmerzen gelindert werden konnten, sondern auch die Funktion bestimmter innerer Organe zu beeinflussen war.«[3] – »Diese sogenannten Körperpunkte sind auf beide Körperhälften symmetrisch verteilt ... alle Punkte, welche auf das

gleiche Organ wirken, wurden später als »ching«, d. h. Meridiane, bezeichnet.«[4]
Die Energie Ch'i, die in ihnen kreist, »regelt den Kreislauf des Blutes, die Nahrungsaufnahme und den Selbstschutz des Organismus ... Wenn sie in ihrem Kreislauf infolge einer äußerlichen oder inneren Einwirkung behindert oder blockiert wird, dann tritt ein krankhafter Überschuß oder Mangel auf, und zwar nicht nur in dem mit den Meridianen zusammenhängenden Organ, vielmehr gerät die Harmonie des Gesamtorganismus in Dissonanz – es entsteht ein krankhafter Zustand.«[5]
Die traditionellen Heilmethoden der chinesischen Medizin verfolgen das Ziel, die ungehinderte Zirkulation des Ch'i und damit den Ausgleich von Yin und Yang zu erreichen. Akupunktur, Moxibustion, Kräuterbehandlung und Massage wirken von außen, durch Stimulierung der Körperpunkte, auf den Organismus, die Bewegungs- und Atemübungen und das »innere Boxen« von innen und außen, d. h. durch das harmonische Zusammenwirken von Aufmerksamkeit und richtigem Atmen in den Atemübungen plus körperlicher Bewegung in Bewegungsübungen wie Tai Chi Chuan. Der allgemeine Name für diese Übungen ist chi-kung, »Übung der inneren Energie Ch'i«.
Ch'i hat, über diese Bedeutung als universelle Energie hinaus, in Tai Chi Chuan noch weitere Bedeutungen, je nach dem Zusammenhang, in dem es genannt wird. Im Kontext der ersten Stufe, bei der es um die Entwicklung und das Zirkulieren der universellen Energie geht, heißt Ch'i sowohl »Atem« wie auch die gleichsam elektrische Energie, die durch das Zusammenwirken von Atem und biologischer Energie des Körpers entsteht und dann zirkuliert, was als Wärmestrom erfahren werden kann. Im Kontext von Tai Chi als Selbstverteidigung ist Ch'i die

»eigentliche, innere Energie«, d. h. die körperlich-geistige Kraft, die der reinen Körperkraft überlegen ist, physikalisch ausgedrückt: die kinetische Energie des Körpers. Allgemein gesagt bedeutet Ch'i sowie wie vitale Energie oder Lebenskraft. Eine moderne Definition nennt Ch'i die »psycho-physiologische Kraft ... die eng zusammenhängt mit Blut und Atem.«[6]
Da das Ch'i sich erst langsam zu entwickeln beginnt, wenn man gelernt hat, sich zu entspannen, weiß ein Anfänger gewöhnlich mit diesem Begriff nicht viel anzufangen. Geduld ist nötig. Im Lauf des Übens wird er Ch'i erfahren und dann besser verstehen, was es mit diesem Konzept auf sich hat.

Heilgymnastik

Man kann zwei Arten von Gesundheit unterscheiden: »natürliche« und »künstliche«. »Künstliche Gesundheit« ist das Ergebnis der Anwendung von Errungenschaften der modernen Medizin, wie Medikamenten, spezieller Diät, Vitaminen, periodischen ärztlichen Untersuchungen. »Natürliche Gesundheit« entsteht, wenn der Organismus auf »natürliche« Weise dazu gebracht wird, genügend Widerstandskräfte gegen Infektionen und vorzeitige Abnützung zu entwickeln.
Tai Chi Chuan als Heilgymnastik ist eine Methode, die zu natürlicher Gesundheit verhilft. Ihr Prinzip liegt darin, durch maßvolle Bewegung den Organismus zu normaler, natürlicher Tätigkeit anzuregen und zu stärken, Energie ohne Anspannung, Stärke ohne Härte, Vitalität ohne Nervosität und die rechte Gelassenheit zu erlangen.
Hua To, der berühmte chinesische Arzt (Ende des 2.

Jahrhunderts n. Chr.), sagte: »Der menschliche Körper will Arbeit und Bewegung haben, nur sollen diese nicht bis an die Grenze des Könnens getrieben werden. Wenn der Körper in Tätigkeit ist, verdaut er die Nahrungsstoffe, und das Blut durchströmt ihn, so daß keine Krankheit entstehen kann, genau wie eine Türangel, die nie verfault.«[7]
Folgende positive Wirkungen auf den Organismus werden Tai Chi Chuan zugeschrieben:

1. Es hält Yin und Yang im Gleichgewicht.
2. Es harmonisiert das Ch'i und den Blutkreislauf.
3. Es reguliert die Atmung (die Anzahl der Atemzüge wird geringer, der Atem wird tief, langsam und regelmäßig).
4. Es fördert die Verdauung (das Zwerchfell massiert Magen und Darm).
5. Es verbessert den Kreislauf und die Herztätigkeit. (Die Zahl der weißen Blutkörperchen wächst, die Arbeit des Herzens verringert sich, der Blutdruck sinkt.)
6. Es beeinflußt günstig das Nervensystem.
7. Es verbessert Körperhaltung und -mechanik, verbessert den Muskeltonus, kräftigt Bänder und Gelenke, schärft den »kinästhetischen Sinn« (d. h. verbessert die Fähigkeit, Bewegungen zu empfinden und wahrzunehmen).

Es sind drei besondere Eigenschaften von Tai Chi, die diese Wirkungen verursachen: Haltung, Bewegungsweise und Atmung.

1. Körperhaltung

In Tai Chi Chuan wird der Rumpf, einschließlich des Kopfes, als Einheit betrachtet. Er wird aufrecht gehalten. Scheitelpunkt, Wirbelsäule und Steißbein werden in eine Linie gebracht, d. h. die Krümmungen der Wirbelsäule, besonders die im Bereich der Lendenwirbel, werden ausgeglichen, und der Rücken wird gerade. Das Becken bzw. das Kreuzbein steht aufrecht und gibt so das Gewicht des Rumpfes direkt an die Beine weiter. Die Beine sind ständig in einer Art Viertel-Hocke gebeugt, dabei entspannt und leiten so das Körpergewicht direkt auf die Füße weiter. Durch diese Beinhaltung werden Bein- und Gesäßmuskulatur allmählich gestärkt.
Die Tai-Chi-Haltung ermöglicht dem Körper die bestmögliche Anpassung an die Schwerkraft. Füße, die einen guten Stand haben, und starke Beine können ihrer Aufgabe gerecht werden, den Körper zu tragen. Sind sie schwach, muß die Muskulatur des Oberkörpers dabei helfen, den Körper aufrecht zu halten. Diese Haltung ermöglicht weiter eine funktionale Mechanik der Bewegungen. Der Schwerpunkt sinkt ins Becken, und die Hüfte wird die Basis aller Bewegungen. Der Rumpf gewinnt die Vorherrschaft über die Glieder, d. h. die Kraft einer Bewegung kommt aus der Rumpfbewegung und nicht aus den Schultern und Armen, wie es meistens der Fall ist. Nur die Muskeln, die für eine Bewegung wirklich nötig sind, werden eingesetzt, Verspannungen können sich auflösen, die Gelenke werden kräftig und beweglich, Energie wird gespart und die Bewegungen werden leicht und anmutig.
Da der Rumpf bei entspannter Muskulatur des Oberkörpers in der Soloübung fast ständig aufrecht gehalten wird, kommen die inneren Organe an die richtige Stelle, werden nicht gedrückt oder gezerrt, können normal ar-

beiten und das Ch'i kann frei zirkulieren. (Allein diese Tatsache wird von einigen Autoren als Grund angeführt, daß Tai Chi Frigidität und Sterilität heilen kann.)
Starke Beine spielen darüber hinaus eine wichtige Rolle als Pumpe für Herz und Kreislauf. »Eine sehr wichtige Hilfe für den Kreislauf und damit zusammenhängend für das Herz besteht in der Pumptätigkeit der Muskeln der Extremitäten, besonders der Beine. Die Venenklappen hindern das Blut daran, vom Herzen wegzufließen, wenn die Venen von den sich zusammenziehenden Muskeln zusammengedrückt werden. So wirkt ein guter Muskeltonus und Aktivität in den Beinen dem Zug der Schwerkraft in der aufrechten Haltung des Körpers entgegen, und mehr Blut gelangt zum Herzen, um dann zum Gehirn und anderen lebenswichtigen Organen weitergeleitet zu werden.«[8]

2. Die Bewegungsweise

»Äußere« Bewegung: Entspannt, langsam, fließend, rund und *rhythmisch*

In Tai Chi gibt es keine extremen Bewegungen. Die Beanspruchung des Körpers geht nie bis an die Grenze von Müdigkeit und Überanstrengung. Das langsame Tempo der Bewegungen bewirkt, daß der Organismus allmählich aufgewärmt wird. Verletzungen und Zerrungen werden vermieden. Zu Beginn der Soloübung sind die Bewegungen sanft und einfach, ihr Schwierigkeitsgrad steigert sich erst im weiteren Verlauf. Die Bewegungen sind so strukturiert, daß nacheinander alle Muskeln gleichmäßig beansprucht werden und kein Teil des Körpers überanstrengt wird. »Muskelkater« gibt es in Tai Chi nicht. Wenn die Muskeln stark beansprucht werden und weniger Sauerstoff in den Körper gelangt, als sie

brauchen, entsteht ein Sauerstoffdefizit, das sich als »Muskelkater« bemerkbar macht oder Verletzungen der Muskeln zur Folge haben kann. Die Tai-Chi-Bewegungen regeln ihren Sauerstoffbedarf selbst. Der Sauerstoffbedarf ist bei langsamen Bewegungen geringer als bei heftiger Aktivität, gleichzeitig gelangt durch die tiefe Atmung mehr Sauerstoff in die Lungen. Die langsamen, rhythmischen Bewegungen wirken zudem anregend auf den Kreislauf (als »zweite Pumpe für Herz und Kreislauf«), ohne den Herzschlag zu beschleunigen, so daß der Sauerstoff sehr rasch dahin gelangt, wo er gebraucht wird. Ohne Beschleunigung des Atmens, ohne Herz und Kreislauf zu belasten und ohne Überanstrengung oder Verletzung der Muskulatur wird der Körper mit der Zeit sehr leistungsfähig und ausdauernd.
Entscheidend ist dabei, die Muskeln völlig zu entspannen. Angespannte Muskeln stören das Gleichmaß des Kreislaufs und verhindern überdies die Sensibilität der Hautnerven, die zu entwickeln ein wichtiges Ziel in Tai Chi Chuan ist. Nur entspannte Muskeln erlauben das Zirkulieren des Ch'i, das den Blutkreislauf antreibt und sie selbst geschmeidig und kräftig und die Haut weich und sensibel macht.

»Innere« Bewegung: Der Geist (»psychische Kraft«, Vorstellungskraft, Wille) ist die lenkende Kraft der Bewegung

Was Tai chi von Gymnastik und anderen Übungssystemen unterscheidet, ist die Tatsache, daß der »Geist« die lenkende Kraft ist, die den Körper in Bewegung setzt. Jede Bewegung in Tai Chi wird, bevor sie körperlich ausgeführt wird, durch einen Akt der Kontemplation innerlich vorweggenommen — »im Geist gemacht«, während andere Übungssysteme, nachdem ihre Bewegungsab-

läufe erlernt wurden, keine derartige geistige Beteiligung erfordern. Sie können mechanisch ausgeführt werden, d. h. der Körper neigt dazu, sich wie eine Maschine zu bewegen, die Aufmerksamkeit ist zerstreut und nicht in den Bewegungen. In Tai Chi ist die Aufmerksamkeit so sehr in den Bewegungen, als würden sich Geist und Körper innig umarmen.
Stille und Gedankenleere sind die Voraussetzungen zum Üben. Aus dieser Stille heraus bewegt die psychische Kraft den Körper. Die langsamen Bewegungen wirken beruhigend auf das Nervensystem und auf die inneren Organe und Drüsen, die vom Willen normalerweise nicht beeinflußt werden können. Von den Organen und Drüsen gehen beruhigende Impulse wieder zurück zum Gehirn. Auf diese Weise wird das gesamte Nervensystem geübt. Die aufrechte Haltung des Rumpfes hilft dabei, das Gehirn wachzuhalten und das Rückenmark zu stärken. Nach dem Üben fühlt man sich beruhigt, frisch und erholt, es ist, als ob einem »innerlich der Kopf gewaschen worden wäre.«
Wichtig ist in diesem Zusammenhang die Wirkung der Bewegungen auf die endokrinen Drüsen. Endokrine Drüsen scheiden Hormone direkt ins Blut und die Lymphe aus. Ist irgendeine dieser Drüsen gestört, beeinträchtigt sie die Funktion des mit ihr in Verbindung stehenden Teils – oder Teile – des Körpers. Erregen Emotionen das Nervensystem, kommt es zu erhöhter Funktion der endokrinen Drüsen. Ein sichtbarer Effekt ist die Beschleunigung des Herzschlags und das Steigen des Blutdrucks. An sich eine normale Reaktion, kann ihr häufiges und wiederholtes Auftreten den Organismus schwächen und anfällig für Krankheiten machen, und bewahrt so den Organismus vor vorzeitigem Verschleiß.

3. Bewußt kontrollierte Bauchatmung

In Tai Chi Chuan wird tief, ruhig und lang geatmet. »Tief« heißt, daß der Atem durch die lenkende Kraft des Geistes beim Einatmen nach unten zum sogenannten »Tan Tien« gesenkt wird, und beim Ausatmen von dort wieder nach außen fließt.

Der »Tan Tien« ist ein wichtiges Körperzentrum im Tai-Chi-System. Weder ein anatomischer noch physiologischer Begriff, ist er sozusagen ein »psychisches Organ« oder Zentrum. Teilt man die horizontale Linie vom Nabel zur Wirbelsäule im Verhältnis 3:7, ausgehend vom Nabel, dann liegt der »Tan Tien« etwa drei Zentimeter unterhalb des Trennpunktes. Gehen Sie also vom Nabel aus 2 bis 3 Fingerbreiten nach unten und stellten Sie sich vor, daß der Punkt, auf den Sie stoßen, nicht auf der Haut, sondern ein kleines Stück innen im Bauch liegt. »Ruhig« atmen heißt, langsam und weich zu atmen und »lang« ganz durchzuatmen.

Diese Atemmethode heißt in Tai Chi »herunter zum Tan Tien atmen«. Modern ausgedrückt ist das die Methode der bewußt kontrollierten Bauchatmung. Eingeatmet wird durch die Nase, Bauch entspannt, so daß das Zwerchfell sich zusammenziehen und senken kann, ohne daß Brust und Schultern sich heben. Indem es sich senkt, drückt das Zwerchfell die inneren Organe nach unten, so daß der Bauch hervortritt und die Lunge sich füllen kann. Beim Ausatmen (ebenfalls durch die Nase) steigt es nach oben und drückt die Luft aus den Lungen, die Bauchmuskeln ziehen sich zusammen, und der Bauch sinkt ein. Die Aufmerksamkeit wird dabei auf den »Tan Tien« gerichtet. Mit der Zeit und ohne willkürliche Betätigung der Bauchmuskulatur geht der Atem »herunter zum Tan Tien«, d. h. der Unterbauch macht die Atembewegung mit. Je mehr das Zwerchfell sich senkt und steigt und je mehr die Bauchmuskeln arbeiten, desto größer wird die Kapazität der Lungen, die bis in ihre untersten Spitzen hinein gefüllt werden. Zu spüren, wie der Atem in den Unterbauch (zum »Meer des Atems«) heruntergeht, hat eine sehr wohltuende und entspannende Wirkung.

Durch die Zusammenziehung und Ausdehnung von Zwerchfell und Bauchmuskulatur verändert sich ständig der Druck im Bauch, so daß bei hohem Druck die Bauchvenen Blut zur rechten Herzseite hochpumpen, das bei nachlassendem Druck zum Bauch zurückfließt (aus der linken Herzseite). Das Zwerchfell wirkt also als »dritte Pumpe für Herz und Kreislauf«. Weiter massiert es die Leber und die Verdauungsorgane und verbessert deren Funktion, indem es die Produktion der Säfte von Leber, Magen, Bauchspeicheldrüse und Gedärmen anregt.

Im einzelnen führen die Autoren folgende Krankheiten auf, denen Tai Chi vorbeugen, die es bessern oder heilen kann:

Schmerzen, Schlaflosigkeit, Mattigkeit, Verspannungen bzw. Überspannung, Nervosität, schneller Puls, hoher Blutdruck, Durchblutungsstörungen, Verdauungsstörungen, Neurasthenie, Tbc, Diabetes, Nierenentzündungen, Gelenkerkrankungen, Impotenz, Ejaculatio praecox, Sterilität, Frigidität.

Herzleiden können durch Tai Chi gebessert werden. Schon weniges und vorsichtiges Üben ist auch nach einer akuten Erkrankung möglich und hilft.

Bei Lähmungen kann durch Übung der antagonistischen Muskulatur auch eine Rückwirkung auf die gelähmten Gliedmaßen erreicht werden. Bei Über- und Untergewicht kann Tai Chi regulierend wirken. Kontraindikationen werden keine angeführt.

Ein Meister beschreibt den Zustand des Körpers nach langem Üben von Tai Chi Chuan:
»Die Wangen sind von gesunder roter Farbe, die Schläfen voll pulsierenden Lebens, die Ohren karmesinrot, sie hören scharf, und die Augen sind hell und funkeln vor Energie. Die Stimme ist laut und trägt weit. Der Atem geht regelmäßig, ohne Hast und Keuchen. Zähne, Zahnfleisch und Kiefer sind gesund und stark. Die Schultern und die Brust sind kräftig und geschmeidig. Der Bauch ist stark und elastisch wie das Fell einer Trommel. Die Füße stehen so sicher, als seien sie im Boden verwurzelt, und sind doch fähig, von »fest« nach »leer« zu wechseln und umgekehrt. Der Schritt ist leicht. Die Muskeln sind weich wie Baumwolle, wenn die »eigentliche, innere Energie« nicht aktiv ist, aber sie werden hart und straff, wenn diese eingesetzt wird. Außerdem ist die Haut weich und rosig und so sensibel, daß sie jede Berührung »hören« kann.«[9]

Meditation

Ein Ziel der taoistischen Meditation war, ein »Hsien« oder »Unsterblicher« zu werden. Unsterblichkeit bedeutet jedoch nicht die ewige Dauer der physischen Existenz, sondern meint eine Stufe spiritueller Bewußtheit, auf der das »Selbst« und das »Nicht-Selbst« nicht mehr voneinander geschieden sind.
Natürliche Gesundheit ist erreicht, wenn im menschlichen Organismus die gleiche Harmonie im Spiel der polaren Kräfte Yin und Yang erreicht ist, wie sie im Universum herrscht. Gelingt es einem Menschen, zu erkennen, daß er ein Mikrokosmos im Makrokosmos ist, hat er also die Integration seines Selbst mit dem Universum

bewußt vollzogen, dann hat er Besitz ergriffen von seinem »wahren und ursprünglichen Körper – der Welt« (Watts) und »Unsterblichkeit« erlang.

»Die Unsterblichkeit des Hsien ... bezieht sich nicht auf einen persönlichen Sieg über den Tod, sondern auf eine Verlagerung in der Wahrnehmung der eigenen Identität – vom Ich zum Universum. Diese geschieht durch die klare, vollständige Wahrnehmung der grundlegenden Einheit des Prinzips von Yin und Yang, denn diese umfaßt die gleiche Einheit zwischen dem Selbst und dem Nicht-Selbst, der Welt innerhalb der Haut und der Welt außerhalb.«[10]

Um Unsterblichkeit (oder Tao) zu erlangen, haben die Taoisten verschiedene Methoden entwickelt. Eine davon ist die taoistische Meditation, eine Art »innerer Alchimie«. Meditation und richtiges Atmen (nei kung) sollen zusammenwirken, um aus der biologischen Energie des Körpers und der geheimen Kraft des Universums ein »inneres Elixier« entstehen zu lassen. Wie in einem alchimistischen Prozeß soll eine Essenz in die andere geläutert werden – Ching (biologische Energie) in Ch'i, und Ch'i in Shen (spirituelle Bewußtheit) –, damit ein Elixier entsteht, das den menschlichen Geist in den Zustand der »Leere« (Shu) überführt, in welchem das Ich mit dem kosmischen Bewußtsein verschmilzt.

In einigen Punkten entspricht Tai Chi Chuan der taoistischen Meditation: Der Rumpf wird fast ständig so in sich ruhend getragen, als würde er, wie in der Meditation, stillsitzen; Meditation und Atmung wirken zusammen, um die »eigentliche, innere Energie« zu entwickeln.

Im Unterschied zur taoistischen Meditation ist Tai Chi aber dynamische Meditation, d. h. es hat Bewegungen entwickelt, die die Entstehung der inneren Energie unterstützen. Das Ziel beider ist das gleiche, und Tai Chi als Meditation zu üben heißt, sich schrittweise dem Ziel der »Unsterblichkeit« anzunähern, d. h. der Erkenntnis, daß Selbst und Nicht-Selbst, die »Welt innerhalb und außerhalb der Haut« im Grunde eins sind.

Einheit setzt jedoch Trennung voraus. Nur jemand, der getrennt von anderem ist, kann Einheit erfahren. Mit anderen Worten, um zu erkennen, daß Selbst und Nicht-Selbst eine Einheit sind, ist es notwendig, deren Getrenntheit in aller Klarheit wahrzunehmen. Hier liegt das methodisch Besondere von Tai Chi als Meditation: Der Weg zur Einheit von Selbst und Nicht-Selbst führt über die Trennung. Erst muß das Erwachen zu sich selbst (»Das bin ich, mit meinem Körper, in meiner Haut«) vollzogen werden, damit das Erwachen zur Einheit von Selbst und Nicht-Selbst geschehen kann.

»Siehst du jeden um dich herum? Siehst du die Stühle, siehst du den Boden, siehst du die Person neben dir? Halte auch die Ohren offen. Hörst du das Scharren der Füße? Hörst du die Gespräche nebenan? Hörst du deinen eigenen Atem und den der Person neben dir? Halte diese Wachsamkeit rundum lebendig, ohne dein Zentrum zu verlieren. Das ist die Tai-Chi-Meditation.«[11]

»Nach genügend langer Übung wirst du die Formen der Soloübung so gründlich meistern, daß du den Rhythmus der Bewegung, sogar dich selbst vergißt, obwohl du sie wie sonst auch ausführst. In diesem Stadium bist du in Trance, deine fünf Eigenschaften (Form, Wahrnehmung, Bewußtsein, Handeln und Wissen) sind alle leer – das ist Meditation im Tun und Tun in Meditation. Wenn du zum Schluß der Soloübung kommst, bist du plötzlich wieder da. – »Wo bin ich? Was habe ich getan? – Ich weiß es nicht, und ich erinnere mich nicht.« Das ist völlige Entspannung von Körper und Geist für 30 Minuten. 30 Minuten lang war ich in einer anderen Welt (im Paradies). Es war eine vollkommene Welt, friedlich und still. Nach der völligen Entspannung von Körper und Geist für 30 Minuten kehre ich in diese Welt zurück.«[12]

Die beiden Zitate beschreiben die beiden Stufen des »Erwachens«: (sich selbst) erkennen und (sich selbst) vergessen, Arbeit leisten, etwas tun (Tai Chi erlernen), und etwas geschehen lassen (sich Tai Chi hingeben). Diese Polarität von Erkennen und Vergessen unterscheidet Tai Chi Chuan von anderen, statischen Methoden der Meditation. Diese können in die Irre führen, weil sie die Arbeit an einer bestimmten Struktur nicht so rigoros fordern und daher dazu verleiten, den Zustand des Einsseins mit der Welt im Absinken in die Unbewußtheit zu suchen. Das ist der Weg des passiven Quietismus, der schlechten Innerlichkeit, die vor der schmerzhaften Erfahrung der Trennung von Ich und Welt sich zurückzieht in einen dunklen Bereich der Ungeschiedenheit, der für Harmonie gehalten wird. »Das Paradies ist verriegelt«, sagt Heinrich von Kleist im Aufsatz »Über das Marionettentheater«, »und der Cherub hinter uns; wir müssen die Reise um die Welt machen und sehen, ob es vielleicht von hinten wieder offen ist ... (Wir müssen) wieder von dem Baum der Erkenntnis essen, um in den Stand der Unschuld zurückzufallen.«[13]

Tai Chi ist solch eine Reise um die Welt, ist handeln, sich bewegen, Taten ausführen, hören, denken, sich erinnern ... Die Soloübung erlernen heißt, seinen Leib in eine Form bringen, die ihn verändert und neu strukturiert und den Übenden insofern zur Erkenntnis seiner selbst als einzelnen bringt, der von anderen unterschieden ist: »Das bin ich, so hängt mein Körper zusammen, so bewege ich mich – und so stehe ich dazu.«

In diesem Sinne ist Tai Chi auch eine Art analytischer Therapie, die, über die Arbeit am Leib, dazu beitragen kann, die Identität (neu) zu strukturieren. Diese analytische Arbeit an sich selbst vollzieht sich behutsam, denn der Vorgang der Zerstörung der alten Form ist nicht getrennt vom Gewinnen der neuen, als ein sanfter, fließender, aber beharrlicher und unaufhaltsamer Prozeß der Wandlung.
Ist die Tai-Chi-Form dann zur eigenen Form geworden, dann kann der Vorgang des Sich-Vergessens den des Lernens und Differenzierens allmählich ablösen. Denn die Form, die man sich angeeignet hat, ist nicht das Ergebnis einer zufälligen schöpferischen Leistung, die ihre Grenzen hat in der Individualität dessen, der sie erbrachte, sondern sie ist entwickelt von Menschen, die die Ungeschiedenheit von Selbst und Nicht-Selbst erfahren haben, und trägt in sich die Weisheit dieser Erfahrung. Mit anderen Worten, die Tai-Chi-Bewegungen sind nicht ich-haft und beschränkt, sondern ich-los und unbeschränkt, nicht subjektiv, sondern objektiv. Deswegen ist es möglich, sich ihnen anzuvertrauen und sich selbst zu vergessen, weil man sich wiederfinden kann als ein Teil der Welt, in dessen Innern die gleichen Gesetze herrschen wie außerhalb.

Selbstverteidigung

Die äußere Schule des chinesischen Boxens trainiert Körperkraft, Schnelligkeit und gutes Reaktionsvermögen von »Auge, Faust, Fuß«. Ihre Anhänger lernen, den Gegner mit größtmöglicher Geschwindigkeit und Härte zu treffen, mit dem Ziel, ihm Schmerz zuzufügen oder ihn zu verletzen. Ohne den Einsatz großer Kraft ist es

schwer möglich, den Gegner umzuwerfen oder ihn zu einem Wechsel seiner Position zu bringen. Tai Chi Chuan, als ein Beispiel für »inneres Boxen«, entwickelt statt »Auge, Faust und Fuß« aus der psychischen Kraft und der vitalen Energie Ch'i die »eigentliche, innere Energie«. Die Prinzipien von Tai Chi als Selbstverteidigung sind: nicht anzugreifen, sondern gelassen einen Angriff abzuwarten, ihm keinen Widerstand entgegenzusetzen, sondern ihn zu neutralisieren und den günstigsten Augenblick zu erspüren, in dem der Angreifer mit dem geringsten Krafteinsatz aus dem Gleichgewicht gebracht werden kann. Eine Verletzung des Angreifers wird dabei vermieden, obwohl sie möglich wäre.
Die wichtigsten Punkte sind:

1. Tai Chi ist nicht-aggressiv.
   »Wenn ich nicht angegriffen werde, greife ich auch nicht an.«
2. Es gilt das Prinzip des Nachgebens.
   »Einem Angriff setze ich keinen Widerstand entgegen, sondern gebe der Kraft nach und neutralisiere sie.«
3. Tai Chi baut nicht auf Gewalt, sondern auf Strategie, Intelligenz und Sensibilität.
   »Mit vier Unzen* besiege ich tausend Pfund.«

Das Prinzip des Nachgebens

Wenn ein Tai-Chi-Kämpfer angegriffen wird, wehrt er den Angriff weder ab noch kontert er ihn, sondern gibt der Kraft, die auf ihn einwirkt, nach, weicht mit ihr zurück und neutralisiert sie. Die Kraft des Angreifers stößt so ins Leere. An dem Punkt, an dem sie neutralisiert,

* Eine Unze entspricht 28 Gramm.

d. h. erschöpft ist, macht sich der Tai-Chi-Kämpfer die Schwungkraft des Angreifers zunutze und fügt Zug oder Stoß hinzu, so daß der Angreifer, der ja auf keinen Widerstand gestoßen ist, durch die vermehrte Antriebskraft zu Boden gezogen oder geworfen wird. Der Einsatz an eigener Kraft ist dabei sehr gering. Es ist nur eine »auslösende Kraft« erforderlich, vergleichbar der Kraft, die den Abzug eines Gewehres bewegt. Tai Chi ist die Kunst, tausend Pfund mit einer Kraft von vier Unzen zu besiegen – d. h. die Kraft von tausend Pfund auszuborgen und sie im richtigen Augenblick gegen den Angreifer zu wenden.

»Um tausend Pfund mit einer »auslösenden Kraft« von vier Unzen zu besiegen, muß man die richtige Technik anwenden. Wenn man eine tausend Pfund schwere Kuh an den Hörnern zieht, kann man sie nicht bewegen. Aber mit einem Strick von vier Unzen, der durch ihre Nase gezogen wird, kann man sie sehr leicht bewegen.« (Yang Chen Fu)

Ständiger Kontakt

Nachzugeben und keinen Widerstand zu leisten bedeutet, ständigen Berührungskontakt mit dem Gegner zu halten: wenn er vorgeht, zurückzuweichen, wenn er zurückgeht, zu folgen. Geht man zu weit zurück oder folgt man nicht rasch genug, verliert man ihn, weicht man zuwenig zurück, leistet man Widerstand. »Nachgeben« und »Folgen« sind daher keineswegs rein passive Anpassung, sondern erfordern höchste Aufmerksamkeit und Initiative. Ständiger Kontakt mit dem Gegner ermöglicht es, den richtigen Moment für den Einsatz der eigenen Kraft herauszuspüren. Das Ziel des Tai-Chi-Kämpfers ist, die Sensibilität seiner Haut so zu schärfen, daß er die Bewegungen des Gegners im voraus erfühlen kann. Wenn er Nachgeben und Folgen gelernt hat, ohne den Gegner zu verlieren, wird er fähig, die Bewegungen des Gegners so zu erspüren, als ob er sie »hören« würde. Wenn er fähig wird, nicht erst die Bewegungen, sondern bereits die kleinsten Impulse dazu zu »hören« und sie reflexhaft zu beantworten, also die Absicht des Gegners erkennen und ihr zuvorkommen kann (»nach dem Gegner sich bewegen, aber vor ihm ankommen«), dann hat er gelernt, »Energie zu verstehen«.

Kreisbewegung

Die Bewegungen von Nachgeben, Folgen und Angreifen sind kreisförmig bzw. kommen aus der Drehung. Kreisförmige Bewegung ermöglicht es, die Kraft des Gegners zu neutralisieren und sich ihr anzupassen. Der Körper wird leicht und behende, wenn er sich in Kreisen bewegt.

Stabiles Gleichgewicht

In allen Stellungen von Tai Chi muß ein stabiles Gleichgewicht bewahrt werden. Ziel ist, den eigenen Stand so sicher zu machen, als sei immer ein Fuß im Boden verwurzelt. Wenn alle Kraft des Körpers in die Fußsohlen sinkt (der Körper sich entspannt), der Schwerpunkt ins Becken und der Atem zum »Tan Tien« sinkt, können die Füße »verwurzeln«. Dann entsteht ein stabiles Gleichgewicht, und die »eigentliche, innere Energie« kann sich entwickeln.

Die »eigentliche, innere Energie«

Die Kraft, über die ungeübte Menschen normalerweise verfügen, heißt »schwerfällige Kraft«. Sie stammt von den Gliedern und den Knochen und wird von Schultern und Rücken kontrolliert. Sie ist beschränkt in ihrer Form, künstlich und zerstreut, steif und kurz. Sie ist träge und kann sich nicht verändern. Ein Gewichtheber, der ein Gewicht aus Brusthöhe zur Hochstrecke bringt, gebraucht »schwerfällige Kraft«. Ihre Richtung ist gerade, ihre Geschwindigkeit stagniert. Wichtig ist zwar, daß er gut steht und das Gleichgewicht bewahrt, aber die Kraft selbst kommt nicht aus den Füßen, sondern entsteht im Oberkörper und den Armen, deren Muskeln sich stark anspannen. Die Kraft eines Diskuswerfers kommt dagegen aus der Drehung um die eigene Achse. Seine Kraft ist dynamisch, der ganze Körper ist daran beteiligt, und ihre Geschwindigkeit nimmt zu.

Die Stärke oder die Kraft, die aus der Kreisbewegung kommt, heißt in Tai Chi Energie oder »eigentliche, innere Energie«. Sie kommt nicht aus Gliedern und Knochen, sondern aus dem elastischen Zusammenspiel der lockeren Muskeln, Sehnen und Bänder.

Entspannte Muskeln beziehen die Knochen nicht mit ein, d. h. sie lassen sie beweglich. Beim Einsatz von »schwerfälliger Kraft« bindet die Anspannung der Muskulatur die Knochen in ein starres System zusammen. Ein Schlag mit »schwerfälliger Kraft« ist wie der Schlag mit einem Stock, der hart und fest ist; ein Angriff mit der »eigentlichen, inneren Energie« ist wie die Bewegung einer Weinrebe, die biegsam, zäh und verwurzelt ist.

Wenn die Füße verwurzelt sind und der Körper in stabilem Gleichgewicht, entspricht die Anpassung an die Schwerkraft einem Pendel in Ruhelage. Wird jetzt das

Gewicht auf den freien Fuß verlagert (immer nur ein Fuß ist verwurzelt, der andre ist frei, sich zu bewegen), biegt sich das Bein unter dem Gewicht des Rumpfes wie eine Spiralfeder, die von einem Gewicht zusammengedrückt wird. Nimmt man das Gewicht weg, dehnt sich die Feder wieder aus. Diesem Vorgang entspricht in der Tai-Chi-Bewegung die vollständige Verlagerung des Körpergewichtes auf den Fuß. Im Augenblick, wo da ganze Gewicht auf dem Fuß zu ruhen kommt, kann das Bein elastisch zurückfedern. Da der Körper in diesem Augenblick des stabilen Gleichgewichts ganz entspannt und aufrecht ist, kann dieser Energieimpuls des Zurückfederns ungehindert durch den Körper hindurch und durch die Hände nach außen gehen. Insofern »ruht die Energie in den Füßen, entwickelt sich in den Beinen, wird durch die Hüfte gelenkt und wirkt durch die Finger«.

Der Punkt, in dem der Tai-Chi-Kämpfer die eigentliche, innere Energie einsetzt, ist dann erreicht, wenn der Gegner in seinem stabilen Gleichgewicht wankend geworden ist. Das ist dann der Fall, wenn er nicht mehr völlig entspannt ist, wenn also etwas schwerfällige Kraft in den Körper zurückgekehrt ist, verursacht durch Erschrecken und Zusammenzucken vor einem Angriff. Diese Welle des Widerstandes kann der erfahrene Tai-Chi-Kämpfer erspüren, auch wenn sie sehr klein ist. In diesem Augenblick braucht er nur das Werk der »Entwurzelung« zu vollenden, das der Gegner selbst begonnen hat. Ein Tai-Chi-Kämpfer sucht daher Gelassenheit zu erlangen, d. h. fähig zu werden, niemals den Zustand der völligen Entspannung und die Verwurzelung der Energie im Boden aufgeben zu müssen.

»Viele üben heute Tai Chi, aber es ist nicht das wahre Tai Chi (...) Mit wahrem Tai Chi ist dein Arm wie Eisen, umwickelt mit Baumwolle. Er ist sehr weich und fühlt sich doch schwer an für jemanden, der ihn zu heben versucht. Bei »Push-Hands« kann man das fühlen. Wenn du den Gegner berührst, sind deine Hände weich und leicht, aber er kann sie nicht loswerden. Dein Angriff ist wie eine Kugel, die glatt etwas durchschlägt (kan tsui) – ohne Zuhilfenahme von »schwerfälliger Kraft«. Wenn er zehn Fuß weggestoßen wird, fühlt er ein wenig Bewegung, aber keine Kraft. Und er empfindet keinen Schmerz. Deine Hände bleiben leicht an ihm kleben, und er kann nicht entkommen: Bald werden seine Arme so müde sein, daß er es nicht mehr aushalten kann. Das ist wahres Tai Chi. Wenn du (schwerfällige) Kraft einsetzt, kannst du ihn vielleicht bewegen, aber es ist nicht kan tsui. Wenn er versucht (schwerfällige) Kraft einzusetzen, um dich zu kontrollieren oder dich wegzustoßen, ist es, als wollte er den Wind oder die Schatten fangen. Überall ist Leere ... wahres Tai Chi ist wirklich wunderbar.«[14]

Teil 2: Übungsanleitung zu Tai Chi Chuan

Allgemeine Grundregeln

Entspannung von Körper und Geist (Loslassen)

Entscheidend beim Üben von Tai Chi Chuan ist, sich dabei zu entspannen. Das ist kein Erschlaffen oder Zusammensacken ohne Form. Entspannen des Körpers heißt, die Muskulatur bei aufrechter Körperhaltung so locker zu lassen, daß alle schwerfällige Kraft (die aus angespannter Muskulatur resultiert) in die Fußsohlen und den Boden sinken kann. Entspannen des Geistes heißt, alle Gedanken aufzugeben, still zu werden und sich völlig auf die Übung zu konzentrieren.
Sich entspannen in Tai Chi heißt, sich zu lösen: von allen Verspannungen, Gedanken und Gefühlen, um frei zu werden für die Arbeit an einer neuen Form.

Die Grundhaltung des Körpers

Stellen Sie sich so hin, daß die Außenseiten ihrer Füße schulterbreiten Abstand haben und parallel sind. Stellen Sie sich eine Schnur vor, die den Kopf im Scheitelpunkt von oben hält. Stellen Sie sich eine zweite Schnur vor, die am Steißbein befestigt ist und wie ein Lot das Steißbein mit einem Gewicht nach unten zieht. Geben

Sie langsam diesem Zug nach, indem Sie die Knie beugen. Gehen Sie nicht zu tief in die Knie, nur soweit, bis die Knie etwa in einer Linie mit den Zehen sind. Drehen Sie die Knie leicht nach innen, auf diese Weise kommen die Füße flach auf den Boden und haben einen guten Stand. Lassen Sie Füße und Beine ganz entspannt und krallen Sie sich nicht mit den Zehen fest. Wenn die Beine nach einer Weile zu zittern anfangen, ist das normal, es wird vergehen, wenn die Beine mit der Zeit kräftiger werden.

Achten Sie auf den Rücken: Das Kreuzbein steht jetzt aufrecht und in einer geraden Linie mit Lenden- und Brustwirbeln, so daß Steißbein und Scheitelpunkt in einer Linie, d. h. zentriert sind.

Beugen Sie den Oberkörper nicht vor oder zurück. Denken Sie weiter an die Schnur, die Ihren Kopf hält. Sie können sich auch vorstellen, den Scheitel gegen den Himmel zu strecken, die Streckung der Wirbelsäule, die dadurch bewirkt wird, heißt in Tai Chi »den Rücken heben« – aber lassen Sie den Hals entspannt. Lassen Sie die Schultern los und Arme wie Hände locker an den Seiten herabhängen. Lassen Sie die Schultern aber nicht nach vorn fallen, damit kein Buckel entsteht. Nehmen Sie sie aber auch nicht zu weit zurück, oder strecken Sie die Brust heraus. Der Oberkörper sitzt ganz normal, d. h. aufrecht auf dem Becken. Fühlen Sie, ob die Magengrube (Sonnengeflecht) entspannt ist, wenn nicht, entspannen Sie die Brust ein wenig, indem Sie das Brustbein ein klein wenig »einsinken« lassen (ohne die Schultern nach vorn zu nehmen). Brust und Bauch müssen entspannt sein, sonst kann der Atem nicht in den Unterbauch (zum »Tan Tien«) gehen. Halten Sie den Kopf immer aufrecht, wie gehalten von der imaginären Schnur – der Scheitel ist neben Zwerchfell und Unter-

bauch die dritte Stelle des Körpers, an der die vitale Energie Ch'i sich konzentriert. Strecken Sie das Kinn nicht vor, nehmen Sie es eher ein wenig herein.
Der Schwerpunkt des Rumpfes sinkt ins Becken und der des Körpers zwischen die Füße, d. h. alle Kraft des Körpers (Schwerkraft, »schwerfällige Kraft«) kann ungehindert an die Füße abgegeben werden. Nur ein wenig Kraft bleibt im Scheitelpunkt zurück, hält den Kopf und die Wirbelsäule aufrecht und verhindert das Erschlaffen des Körpers. Die Muskulatur hängt locker über dem Knochengerüst (vor allem dem Schultergürtel) wie ein Mantel über einen Kleiderbügel.
Gehen Sie in dieser »Marionetten-Haltung« mit Ihrer Aufmerksamkeit den Körper durch und spüren Sie, wo Verspannungen sitzen. Sie werden wahrscheinlich genügend finden, aber haben Sie nur den Willen, sie aufzulösen, indem sie dort hinspüren, und versuchen Sie nicht, sich durch äußerliche Anstrengung zu entspannen. Kontrollieren Sie, ob der Schwerpunkt zwischen bzw. in der Mitte der Füße liegt. Lassen Sie den Atem ruhig gehen und konzentrieren Sie sich auf den »Tan Tien«, ohne die Bauchmuskeln willkürlich zu bewegen. Atmen Sie durch die Nase. Die Zunge liegt entspannt am Gaumen, ihre Spitze berührt die oberen Schneidezähne. Lassen Sie den Mund geschlossen, aber entspannt, und schlucken Sie den Speichel, der entsteht, hinunter. Wichtig ist, Gesicht und Augen zu entspannen, weil von dort die Entspannung von Körper und Geist ausgeht. Schauen Sie ruhig geradeaus, ohne den Blick starr werden zu lassen oder etwas zu fixieren. Achten Sie auch darauf, daß die Taille entspannt ist.

Die Grundhaltung in Stichworten	
Kopf:	aufrecht, natürlich, wie von einer Schnur gehalten oder zum Himmel gehoben. Kinn etwas herein
Gesicht:	entspannt, Augen und Ohren offen, ruhiger, aufmerksamer Blick
Hals:	entspannt
Rücken:	gerade, aber nicht steif. Die Krümmungen der Wirbelsäule ausgeglichen. Kopf, Wirbelsäule und Steißbein zentriert, »in einer Linie«
Schultern:	gesenkt (Schultergelenke entspannt). Weder vorgefallen noch zurückgezogen
Arme, Hände:	Hängen locker herab
Brust:	entspannt, weder herausgestreckt noch eingefallen (keine Heldenbrust und kein Buckel). Aufrechte, entspannte, zentrierte Haltung
Bauch:	entspannt. Magengrube ein klein wenig eingesunken
Taille:	entspannt, den Bauch freigebend
Kreuzbein/Becken:	aufrecht. Gesäß weder herausgestreckt noch zusammengezogen. Kein Hohlkreuz!
Beine:	gebeugt. Knie nach innen, über den Zehen
Füße:	schulterbreit auseinander, parallel. Liegen ganz auf dem Boden, Gewicht auf der Mitte der Füße

Das Einüben dieser Haltung geschieht innerlich und wird nicht äußerlich »gemacht«. Lassen Sie z. B. innerlich die Schultern los, und versuchen Sie nicht, sie nach unten zu drücken.

Geist: konzentrierte Stille – wach und klar

Wenn Sie zu üben beginnen, sorgen Sie dafür, daß Sie nicht gestört werden können. Stehen Sie eine Weile ruhig da, und lassen Sie die Gedanken, die Ihnen im Kopf herumgehen, zur Ruhe kommen. Sie können sich etwas vorstellen, was Ihnen dabei hilft, einen breiten Strom etwa oder langsam ziehende Wolken. Dann konzentrieren Sie sich auf Ihre Haltung bzw. auf einzelne Aspekte davon, an denen Sie arbeiten wollen.

Der Geist muß still und klar werden, damit er sich ganz auf die Bewegungen konzentrieren kann. Am Anfang kann das schwierig sein. Haben Sie jedoch Geduld und versuchen Sie nicht, die Konzentration zu forcieren, sondern bleiben Sie innerlich wie äußerlich ganz gelöst. Die Bewegungen haben eine beruhigende Wirkung auf das Gehirn und helfen, die Klarheit und die Stille zu vertiefen. Körper und Geist helfen sich gegenseitig.

Die Bewegungsweise: der Geist lenkt den Körper

Entspannung von Körper und Geist ist die Voraussetzung dafür, daß der »Geist« den Körper bewegen kann. Jede Bewegung muß vorweggenommen werden durch einen kurzen Akt der Kontemplation.

Wenn Sie die Augen schließen und sich eine Bewegung Ihres Körpers vorstellen – das Heben eines Armes etwa, dann ist das der Akt der Kontemplation, der gemeint ist. Denken Sie sich den Ablauf der Tai-Chi-Bewegungen in lauter kleine Abschnitte zerlegt, und stellen Sie sich jeden Abschnitt, bevor Sie ihn körperlich ausführen, in seiner Bewegung genau im Geist vor. Das ist ähnlich wie ein Film, der so langsam läuft, daß man sehen kann, wie er aus lauter Einzelheiten zusammengesetzt ist. Gehen Sie in Ihrer Vorstellung von Bild zu Bild, und lassen Sie

den Körper folgen. (Man kann das auch erst an einfachen Bewegungen ausprobieren, bevor man an die Soloübung herangeht.) Sie können auch mit anderen Vorstellungen arbeiten (siehe »Zwei Vorstellungsbilder«). Später können Sie die Abschnitte, die Sie geistig vorwegnehmen, größer werden lassen, oder Sie können sich, wenn Sie die Selbstverteidigungsfunktionen der Bewegungen kennen, Gegner vorstellen, gegen die sie kämpfen (»Schattenboxen«).
Die Chinesen sagen, daß die Energie der Aufmerksamkeit folgt. Wenn Sie alle Bewegungen als einen entspannten Fluß vom Geist zum Körper ausführen, dann schaffen Sie so die Bahnen, auf denen das Ch'i durch den Körper zirkulieren kann – es folgt dann der Aufmerksamkeit. Deshalb machen Sie die Bewegungen nie nur mechanisch.
Aufmerksamkeit erfordert wache Augen. Einige Schulen in Tai Chi lassen die Energie der Aufmerksamkeit folgen, indem sie die Bewegungen der Hände mit dem Blick genau verfolgen. Meister Chen hält es für besser, das Gesichtsfeld nicht zu begrenzen durch Fixieren des Blickes, sondern es ständig so groß wie möglich zu halten, so wie es die offen schauenden Augen erfassen können. Versuchen Sie, alles, was Sie umgibt, wahrzunehmen und Ihre Bewegungen sozusagen aus den Augenwinkeln zu verfolgen und zu lenken. Das ist am Anfang vielleicht schwieriger, als die Aufmerksamkeit durch den fixierenden Blick zu unterstützen, führt aber zu größerer Offenheit.

Einheit des Körpers: Rumpf und Glieder

Die aufrechte Haltung des Rumpfes wird (mit drei Ausnahmen) in allen Bewegungsformen der Soloübung beibehalten. Seine aufrechte Haltung verändert sich nicht: Die Wirbelsäule bleibt aufrecht, der Oberkörper bewegt sich nicht unabhängig vom Becken oder knickt in der Taille ab. Der Abstand des Rumpfes zum Boden bleibt immer gleich. Der Schwerpunkt im Becken bleibt wie die Nabe eines Rades »unbewegt«, d. h. er hüpft nicht auf und ab, sondern gleitet und dreht sich, als ruhte er auf einer ebenen Fläche. Die Knie bleiben daher ständig so gebeugt, daß sie diese Unbewegtheit des Rumpfes ermöglichen.
In allen Bewegungen hat der Rumpf die Vorherrschaft. Die Bewegungen gehen vom Becken (Unterbauch/Kreuzbein) aus. Der Rumpf bewegt sich zuerst, und seine Bewegung veranlaßt die Glieder, sich zu bewegen. Füße und Beine folgen dem Rumpf insofern, als sie ihn so tragen, daß er ständig aufrecht und unbewegt bleiben kann. Beim Vorwärtsgehen werden die Fersen, beim Rückwärtsgehen die Zehen zuerst aufgesetzt und dann der Fuß langsam abgerollt und das Gewicht auf ihn verlagert. (Bei schwierigen Schritten darf die Hüfte bzw. Taille nicht abknicken.) Die Arme entwickeln keine Bewegung und Kraft aus sich selbst, sondern wirken wie Instrumente, die die Kraft der Rumpfbewegung in eine bestimmte Richtung lenken – die Energie in Tai Chi kommt aus den Füßen bzw. aus der Schwungkraft der Körperbewegung. Der Kopf hat ebenfalls kein Eigenleben, sondern gehört zum Rumpf. Die Nase bleibt in gerader Linie über dem Nabel.
Beim Üben kommt es darauf an, Rumpf und Glieder zu koordinieren. Ein allgemeiner Fehler ist, zuerst die Beine und dann die Arme zu bewegen, also erst einen

Schritt zu machen und dann die Armbewegung. Rumpf, Arme und Beine beginnen und beenden ihre Bewegung gleichzeitig, und der Impuls liegt im Becken. Entscheidend ist dabei die Lockerheit der Taille. Von ihr, der Verbindung zwischen oberer und unterer Körperhälfte bzw. Becken und Oberkörper, hängt die Koordination ab. Rumpf und Glieder zu koordinieren braucht Zeit. Versuchen Sie am Anfang, die Bewegung erst vom Rücken aus, der mittleren Wirbelsäule, zu beginnen. Später können Sie daran arbeiten, das Zentrum der Bewegung ins Kreuzbein und schließlich bis in die Fußsohlen zu senken.

Tempo: langsam wie in Zeitlupe

Üben Sie in gleichmäßig langsamem Tempo – wie in Zeitlupe. In Meister Chens Soloübung gibt es keine Bewegungsform wie in anderen Stilen, die schnell ausgeführt würde (Ausnahme: zwei Drehungen, die schnell gemacht werden müssen). Halten Sie das gleichmäßig langsame Tempo von Anfang bis Ende durch. Sie können die Geschwindigkeit einer Runde im ganzen verändern, aber sie sollten den einmal aufgenommenen Rhythmus nicht verändern. Je langsamer Sie üben, desto besser. Langsame Bewegungen helfen einem, wach und aufmerksam zu bleiben. Weil man halb so viel in der doppelten Zeit tut, hat man mehr Zeit, bewußt wahrzunehmen, was man tut. So ist es möglich, alle Einzelheiten und Feinheiten der Formen sorgfältig und genau zu erlernen. Schließlich ist Langsamkeit die Voraussetzung für Schnelligkeit. Hat man gelernt, langsame Bewegungen zu kontrollieren, kann man sich sehr schnell bewegen.

Fließend: ohne Unterbrechung

Sowohl im Ablauf einer Bewegungsform wie auch im Zusammenhang aller Bewegungsformen gibt es keine Unterbrechung. Es gibt nirgends eine »Geste der Endgültigkeit«. Jede Bewegungsform entsteht aus der vorhergehenden und bringt ihrerseits die nächste hervor. Trotzdem sollen die sechzig einzelnen Formen klar voneinander abgegrenzt und nicht vermischt werden. Das geschieht so, daß am Ende jeder Form die äußere Bewegung des Körpers für den Bruchteil einer Sekunde angehalten wird, der innere Fluß der vorgestellten bzw. vorweggenommenen Bewegungen aber weitergeht. In diesem Punkt sind die im Geist ausgeführten Bewegungen wichtiger als die Bewegungen selbst.
Langsame und kontinuierliche Bewegungen kultivieren das Ch'i. Meister Chen vergleicht diesen Zusammenhang mit der Zubereitung von Tee. Gießt man kochendes Wasser auf Tee in einer Kanne ohne Sieb, steigen die Teeblätter nach oben. Um sie zum Sinken zu bringen, müssen zwei Bedingungen erfüllt werden: Die Kanne muß stillstehen und gleichmäßig über eine gewisse Zeit hinweg erwärmt werden. Auf diese Weise sinken die Blätter schließlich von selbst auf den Kannenboden.
In Tai Chi Chuan soll das Ch'i, das im Körper verteilt ist, nach unten sinken und sich im Unterbauch und in den Fußsohlen sammeln. Das ist durch gleichmäßige, langsame Bewegungen und das Stillhalten des Rumpfes nach einiger Zeit möglich. Rasche und plötzliche Bewegungen oder Sprünge sind ebensowenig geeignet, das Ch'i sinken zu lassen, wie Herumrühren im Tee oder Schütteln der Kanne die Teeblätter zum Sinken bringt.

Ohne Anstrengung: keine Muskelkraft, weich und rund

Der menschliche Körper ist ein Organismus, der den gleichen Ablauf von kreisförmigen Bewegungen ständig wiederholt, um seine natürlichen Funktionen zu erfüllen. Dem trägt Tai Chi Rechnung: Alle Bewegungen der Arme sind kreisförmig und rund.

Entspannen Sie den ganzen Körper von den Fingerspitzen bis in den Zehen, wenn Sie sich bewegen, und vermeiden Sie jegliche bewußte Muskelanspannung. Machen Sie alle Bewegungen mühelos, weich und rund und strecken Sie Arme und Beine nie ganz. So bewahren Sie immer eine Reserve an Energie. »Jeder unnötige Kraftaufwand wird vermieden. Weniger Kraft wird gebraucht, um mehr Kraft zu produzieren, wie mit einem Hebel, mit dem man schwere Körper bewegt. Sich weich und anmutig, ohne Anstrengung bewegend, meistert der Übende seine Kunst auf so natürliche Weise wie ein Kind im Spiel« (Da Liu).

Sind die Muskeln entspannt, entspannen sich die Gelenke. Dann sind die Knochen so lose verbunden wie Perlen auf einer Kette oder wie die Glieder einer Marionette, und der Körper wird biegsam und geschmeidig wie der eines kleinen Kindes.

Ständig im Gleichgewicht

In jeder Phase der Soloübung herrscht völliges Gleichgewicht. Denkt man sich deren Ablauf wie einen Film, dann kann dieser Film in jeder Phase angehalten werden, ohne daß der Ausführende aus dem Gleichgewicht kommt, umkippt oder wackelt. Das Geheimnis des ständigen Gleichgewichts liegt darin, daß das Körpergewicht nur auf einem Fuß ruht, während der andere frei

ist, sich zu bewegen, und daß das Gewicht ständig von einem Fuß auf den anderen verlagert wird.
Wenn Sie einen Schritt machen, verlagern Sie das Gewicht sogleich, nachdem Sie den Fuß aufgesetzt haben, auf diesen Fuß. Dadurch wird der Fuß, der noch das Gewicht trägt, langsam »leer«, und der »leere«, eben aufgesetzte, zum »festen« (Yin-Yang-Schritt). Durch diese Art zu gehen erlangen Sie mit der Zeit einen sicheren Stand (das »Verwurzeln« der Füße) und gleichzeitig große Beweglichkeit, weil Sie mit dem »leeren« Fuß die Richtung Ihrer Bewegung und Kraft jederzeit ändern können. Ein häufiger Fehler, den Sie unbedingt vermeiden müssen, ist, das Körpergewicht auf beiden Füßen gleichmäßig verteilt ruhen zu lassen (außer am Anfang und am Ende und in Nr. 20, 4 der Soloübung). Diese Art zu stehen heißt »Doppelgewichtigkeit«. Wenn Sie in dieser Stellung einen Schritt machen wollen, müssen Sie Ihr Gewicht erst ganz auf einen Fuß verlagern, damit der andere frei wird. Diese Extraverlagerung stört das Gleichgewicht und schränkt die Bewegungsfreiheit, die Leichtigkeit der Stellungsveränderung, erheblich ein. Deshalb führt Doppelgewichtigkeit zur Schwerfälligkeit.
Gleichgewicht bedeutet auch inneres Gleichgewicht. Körperbeherrschung, Verständnis des Bewegungsablaufs, gleichmäßiger Fluß der Bewegung, Kontrolle des Wechsels von »festem« zu »leerem« Fuß, Wachheit und Stille sind nötig, um ins Gleichgewicht zu kommen – und mit der Zeit wird das Gleichgewicht Gelassenheit werden.

Atmen: tief, ruhig, lang und im Einklang mit den Bewegungen

In Tai Chi gibt es keine Atemübungen. Vermeiden Sie unbedingt, das richtige Atmen »machen« zu wollen, indem Sie z. B. besonders heftig einatmen, extra lang ausatmen, den Bauch willkürlich anspannen oder den Atem anhalten. Konzentrieren Sie sich am Anfang darauf, den Atem natürlich gehen zu lassen und mit Ihrer Aufmerksamkeit im Tan Tien zu sein. Er wird durch die Art der Bewegung allmählich und wie von selbst tief, ruhig und lang zum Tan Tien fließen.
Denken Sie daran, nichts zu forcieren. Tai Chi ist der Weg, den Atem und das Ch'i sinken zu lassen, und nicht, es herunter zu drücken, der Geist (Aufmerksamkeit, Vorstellungskraft, Wille) lenkt Atem, Ch'i und Bewegung und nicht die äußerliche Anstrengung.

Zwei Vorstellungsbilder

»Seide ziehen«

Die Chinesen vergleichen die Tai-Chi-Bewegungen mit den Bewegungen, die nötig sind, Seide aus einem Kokon zu ziehen. Damit der Faden nicht reißt, muß man langsam, sanft und vor allem gleichmäßig ziehen. Hält man inne, reißt er, wenn man dann wieder neu beginnt. Man muß genau die richtige Kraft einsetzen, nicht zuviel und nicht zuwenig; zuviel zerreißt den Faden, und zuwenig bringt ihn nicht hervor.

»Schwimmen in der Luft«

Stellen Sie sich vor, Sie schwimmen ganz langsam in der Luft. Wenn Sie sich völlig auf diese Vorstellung konzentrieren können, wird das »Schwimmen in der Luft« ganz real werden. Die Kraft der Imagination ist dann so stark, daß Sie die vorgestellte Situation körperlich erleben. Ihre Bewegungen sind dann wie von selbst Tai-Chi-Bewegungen. Probieren Sie diese Übung, indem Sie irgendwelche Bewegungen improvisieren – sie einfach kommen lassen. Die Chinesen »üben« nicht Tai Chi, sondern »spielen« es. Auf diese Weise können Sie Tai Chi bereits wie im Spiel erfahren, wenn die Arbeit, die Soloübung zu erlernen, noch so gar nichts Spielerisches an sich hat.

Die einzelnen Grundregeln

Richtung

Jede Bewegung geht in eine bestimmte Richtung. Die Soloübung endet auf der Stelle, an der sie begann. Um am Ende dort wieder anzukommen, muß man die Richtungen genau beachten. Die Richtung, in die gewendet Sie am Anfang stehen, ist Nord (N). Die anderen Richtungen sind entsprechend Süd (S), Ost (O), West (W). Die diagonalen Richtungen sind NO, NW, SO, SW.

Fußstellungen

Im Meister Chens Soloübung gibt es vier verschiedene Fußstellungen: die Grundstellung (am Anfang und Ende der Soloübung und in Nr. 20), die Vorwärtsstellung, die Rückwärtsstellung und die diagonale Stellung.

1. Grundstellung (s. S. 43 ff.)

2. Vorwärtsstellung (70/30-Stellung)

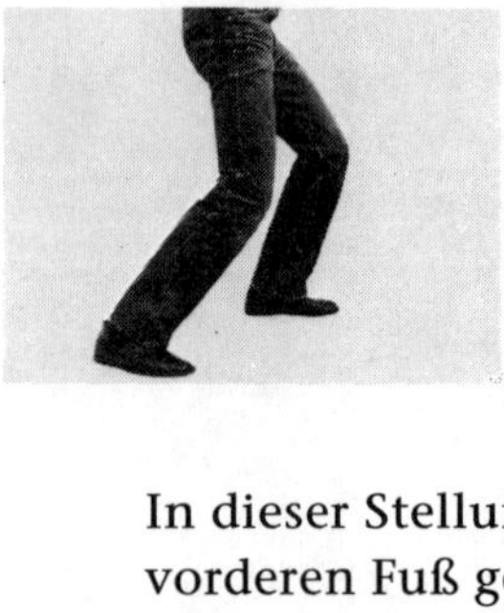

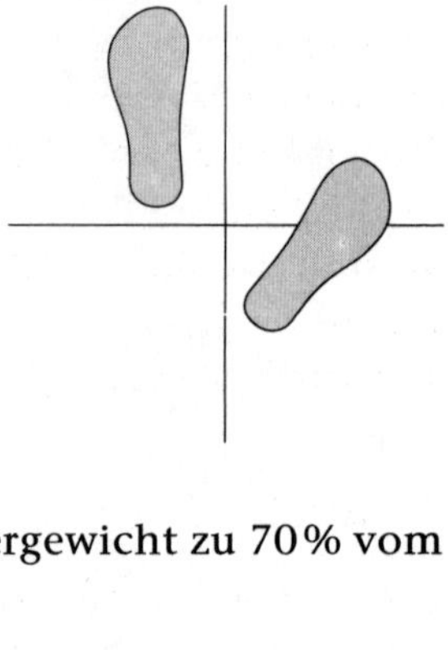

In dieser Stellung wird das Körpergewicht zu 70% vom vorderen Fuß getragen.

Stehen Sie in der Grundstellung. Drehen Sie den rechten Fuß auf der Ferse um knapp 45 Grad nach außen, verlagern Sie Ihr Gewicht darauf und setzen Sie den linken Fuß einen Schritt direkt nach vorn. Verlagern Sie 70 % des Körpergewichts auf den linken Fuß. Das linke Knie ist dann etwa in einer Linie mit den Zehen; gehen Sie nicht darüber hinaus. Drehen Sie das Knie ein wenig nach innen, das rechte ebenso, damit die Füße flach auf den Boden kommen. Der rechte Oberschenkel ist senkrecht. Entspannen Sie die Beine und achten Sie auf Ihre Rumpfhaltung. Das ist die »70/30-Stellung links vorn«; »rechts vorn« ist entsprechend.
Beispiel für »links vorn«: Nr. 8, Phase 7, für »rechts vorn«: Nr. 4, Phase 5.
In der 70/30-Stellung haben die Füße also schulterbreiten Abstand. Den können Sie im Verlauf der Soloübung so überprüfen: Drehen Sie den hinteren Fuß so ein, daß er in die gleiche Richtung wie der vordere zeigt, und setzen Sie dann den vorderen ganz gerade zurück, neben den hinteren. War die 70/30-Stellung korrekt, dann stehen die Füße jetzt in Grundstellung. Im Verlauf der Soloübung wird die 70/30-Stellung erreicht, indem der hintere Fuß die Stellung «schließt«, d. h. er dreht sich zum vorderen Fuß hin ein (und nicht nach außen, wie im Beispiel oben). Dieses Schließen wird von der Rumpfdrehung veranlaßt, die das Hüftgelenk bewegt, so daß Bein und Fuß entspannt bleiben können.
Machen Sie die Schritte nur so groß, wie Sie dabei entspannt bleiben können. Kleinere Schritte haben zudem den Vorteil, daß sie größere Beweglichkeit erlauben.

3. Rückwärtsstellung

In dieser Stellung wird das Körpergewicht zu 100 % vom

hinteren Fuß getragen. Der Rumpf »sitzt« gewissermaßen auf dem hinteren, gebeugten Bein, und der vordere Fuß ist »leer«.

a) Wenn Sie aus der Vorwärtsstellung das Gewicht auf den hinteren Fuß verlagern und die Fußstellung nicht verändern, dann bleibt der vordere Fuß »leer« liegen, berührt aber mit der ganzen Sohle den Boden. Das »leere« Bein wird dabei nicht ganz gestreckt.

Beispiel: Nr. 5, Phase 2.

b) »Leerer Schritt«

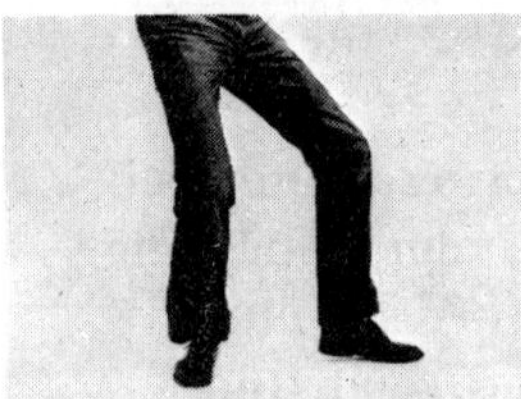

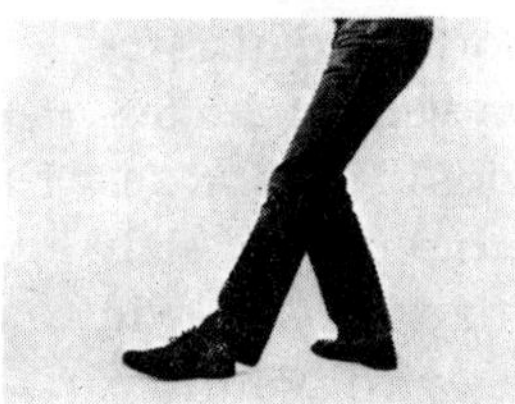

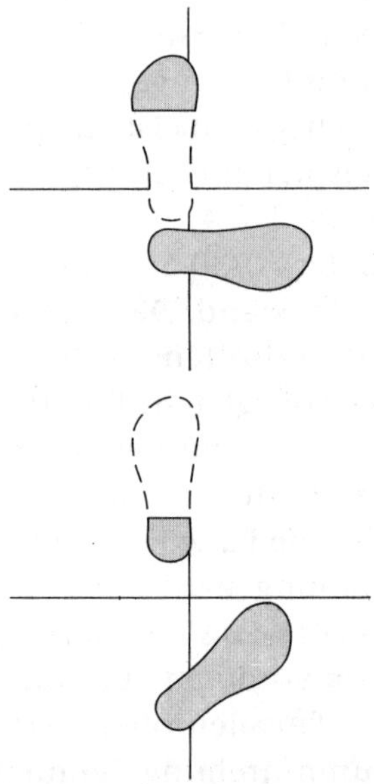

Wenn Sie auf dem hinteren Bein »sitzen« und den »leeren« Fuß so vor den »festen« setzen, daß nur die Zehen oder die Ferse ganz leicht den Boden berühren, ist das ein »leerer Schritt«. Der hintere Fuß steht dabei ganz gerade (d. h. 90 Grad zur Blickrichtung) oder leicht eingedreht. Der vordere Fuß ist so vor ihm aufgesetzt, daß seine Ferse, würde man sie in gerader Linie zurückziehen, auf die Ferse des hinteren Fußes träfe.

Beispiel: Ferse aufgesetzt, Nr. 9, Phase 3. Zehen aufgesetzt, Nr. 11, Phase 2.

4. Diagonale Stellung

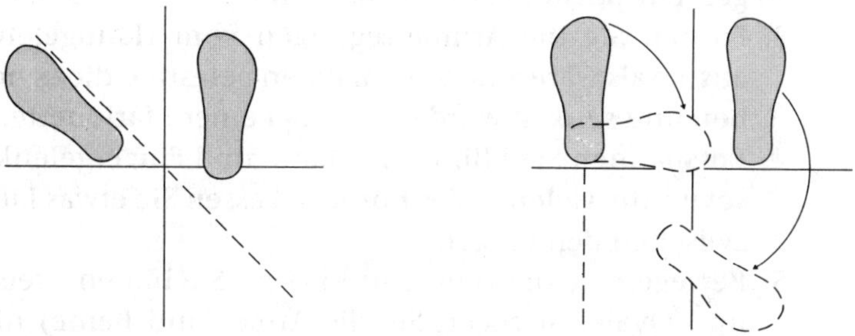

Diese Stellung entspricht der 70/30-Stellung, geht aber nicht nach N, S, O oder W, sondern diagonal in eine Ecke: NO, NW, SO, SW. Grundsätzlich gilt auch für sie der schulterbreite Abstand zwischen den Füßen, aber machen Sie den Abstand am Anfang ruhig etwas kleiner, weil die Schritte, die zur diagonalen Stellung führen, sonst zu groß und angespannt sein müßten.
Beispiel: Nr. 21, Phase 4, Nr. 28, Phase 4.
Andere Fußstellungen ergeben sich aus dem Ablauf und sind nur schwer zu systematisieren.
Setzen Sie beim Vorwärtsgehen die Ferse, beim Zurückgehen die Zehen zuerst auf und dann langsam den ganzen Fuß. Heben Sie einen Fuß, der ganz aufliegt, mit der Ferse zuerst.

Arme und Hände

1. Lassen Sie bei allen Armbewegungen die Schultern unten, d. h. lassen Sie grundsätzlich die Oberarme in

den Schultergelenken hängen und die Ellbogen nach unten zeigen bzw. sinken.
2. Nehmen Sie die Oberarme nicht zu dicht an den Körper. Lassen Sie etwas Luft zwischen Oberarm und Rumpf, so, als würden Sie ständig von einem lebendigen Luftpolster getragen werden.
3. Führen Sie die Armbewegungen vom Handgelenk aus, so als wäre eine Schnur daran befestigt, die es heben und senken würde – wie bei einer Marionette.
4. Entspannen Sie Ellbogen-, Hand- und Fingergelenke sowie alle Gelenke des Körpers. Lassen Sie etwas Luft zwischen den Fingern.
5. Bewegen Sie die Hände in Kurven: Sie bilden Kreise und Ovale. Strecken Sie die Arme (und Beine) nie ganz.

In Meisters Chens Soloübung gibt es drei verschiedene Handhaltungen: die offene Hand (»Tai-Chi-Hand«), die Faust und den »Vogelkopf« (oder »Hakenhand«).

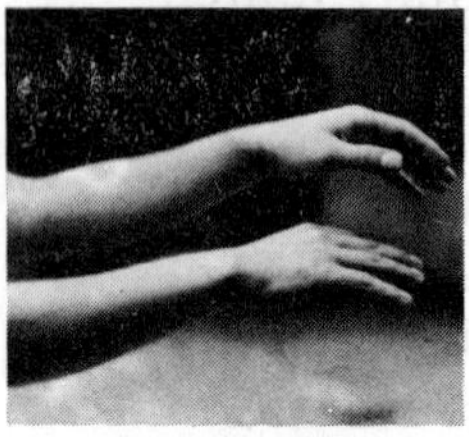

1. »Tai-Chi-Hand«

Wenn Sie Arme und Hände entspannt an der Seite herabhängen lassen, werden Ihre Hände von selbst zu »Tai-Chi-Händen«: das Handgelenk leicht gerundet, die Finger leicht gekrümmt.

Auf dem Weg zu dieser entspannten Haltung am Ende einer Bewegungsform kann die Hand noch mehr locker lassen und im Gelenk abknicken. Beispiel: Nr. 14, 2 und 3: Handgelenk entspannt, Phase 4: Handgelenk gerade.

2. »Tai-Chi-Faust«

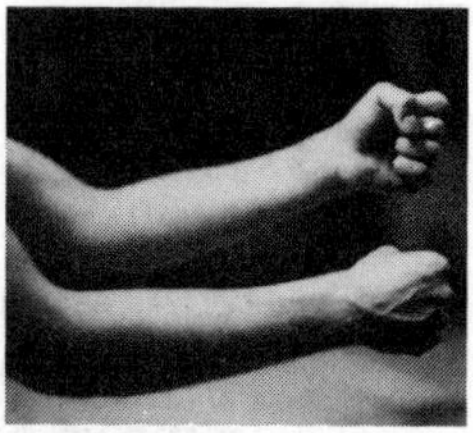

Schließen Sie die Hand zur Faust, so leicht, als hielten Sie etwas Weiches, z. B. ein wenig Watte darin. Der Daumen liegt über dem zweiten Glied des 2. und 3. Fingers. Arm und Handrücken bilden wie bei der offenen Hand eine leicht gerundete Linie. Beispiel: Nr. 15, Phase 6, Nr. 57, Phase 3.

3. »Vogelkopf«

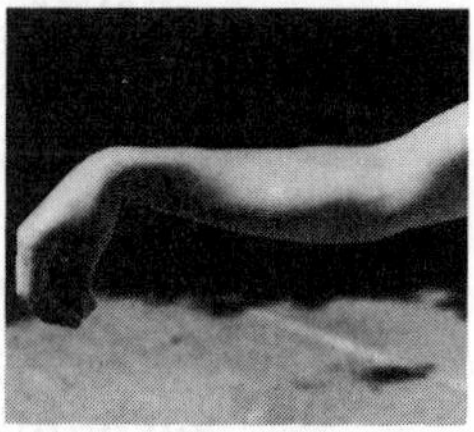

Lassen Sie die Hand im Gelenk locker hängen, und legen Sie entspannt die Fingerspitzen zusammen.
Beispiel: Nr. 8, Phasen 3–7.

Hinweise für das Üben

Wenn Sie bis hierher gekommen sind, halten Sie vielleicht inne und sagen sich: »Wie soll ich so viele komplizierte Regeln alle behalten?« Haben Sie Geduld. Es geht nicht darum, daß Sie nach einmaliger Lektüre schon alle Grundregeln beachten und beim erstenmal gleich alles richtig machen. Tai Chi ist eine Kunst und es dauert einige Zeit, sie zu erlernen. Haben Sie ruhig den Mut, Fehler zu machen. Fangen Sie an zu üben und lesen Sie den Text, der Ihnen dabei helfen wird.
Geduld ist also die erste Tugend, die Sie brauchen. Die beiden anderen sind Ausdauer und Regelmäßigkeit. Üben Sie jeden Tag, am besten morgens eine halbe Stunde nach dem Aufstehen und abends eine halbe Stunde vor dem Schlafengehen, im ganzen mindestens 20 Minuten. Wenn Sie die Soloübung gelernt haben, machen Sie sie mindestens einmal morgens und abends. Natür-

lich können Sie auch mehr üben – aber hüten Sie sich vor Übereifer, der garantiert zu Mißerfolg führt.

Es ist schön, wenn Sie eine natürliche Begabung für Bewegung haben, aber sie ist keine unerläßliche Voraussetzung. Jeder kann Tai Chi erlernen, der eine vielleicht schneller und leichter als der andere. Aber darauf kommt es nicht an. Der Maßstab für Ihren Fortschritt sind Sie selber; wie Sie sich von gestern auf heute verändert haben, können Sie allein beurteilen.

Sie können an jedem Ort üben, der groß genug ist (etwa zwei mal drei Meter reichen aus), und dessen Fußboden eben und nicht rutschig ist. Sorgen Sie für frische Luft, aber wenn Sie im Freien üben – was empfehlenswert ist –, suchen Sie eine windgeschützte Stelle. Sie brauchen keine besondere Kleidung, sie muß nur bequem sein. Auch barfuß brauchen Sie nicht zu üben, leichte Schuhe, auch mit flachen Absätzen, sind geeignet. Vor dem Üben sollten Sie schwere Mahlzeiten vermeiden, auch danach nicht gleich essen oder rauchen. Setzen Sie sich nach dem Üben nicht gleich hin, sondern gegen Sie ein wenig umher. Sollten Sie geschwitzt haben, trocknen Sie sich ab und wechseln Sie die Kleidung.

Beginnen Sie damit, die Grundhaltung zu üben. In ihr können Sie am leichtesten ein Gefühl für die Tai-Chi-Haltung bekommen.

Lesen Sie die Beschreibung laut und lernen Sie so die Bewegungen »im Geist«. Versuchen Sie dann, stumm, sie aus dem Gedächtnis auszuführen. Gut ist es auch, sich die Beschreibung vorlesen zu lassen.

Lernen Sie jede Bewegungsform langsam und gründlich. Lassen Sie sich Zeit, und machen Sie nicht zuviel auf einmal.

Schauen Sie die Fotos immer wieder genau an. Für manche Frage finden Sie vielleicht dort die Antwort.

Üben Sie der Reihe nach. Überspringen Sie keine Form, und gehen Sie erst weiter, wenn Sie die zuletzt geübte wirklich können.
Üben Sie in drei Schritten: 1. lernen, 2. wiederholen und korrigieren, und 3. von Anfang bis dahin, wo sie gekommen sind, wiederholen, um den Fluß der Bewegungen zu erfahren.
Jede Einzelheit ist wichtig – aber arbeiten Sie nicht zuviel an Details. Üben Sie nicht zu oft kurze Abschnitte, sondern überwiegend einige Formen im Zusammenhang. Sie vermeiden so Überanstrengung einzelner Körperteile.
Halten Sie ruhig öfters inne, um sich zu erinnern oder um die Endphase einer Form zu überprüfen. »Fließend« zu üben heißt nicht, nicht anhalten zu dürfen oder sich innerlich anzutreiben.
Wenn Sie innehalten (oder wenn ein Körperteil im Ablauf in Ruhe ist), dann versuchen Sie, die Bewegung lebendig anzuhalten und nicht erstarren zu lassen – lebendig wie ein Film, der kurz angehalten wird, aber gleich weiterläuft.
Versuchen Sie, so gut es geht, sich zu entspannen und das ständige Gleichgewicht zu bewahren. Am Anfang finden Sie das vielleicht schwierig, aber mit der Zeit wird es immer besser gehen.
Wenn Sie abgespannt und müde sind, versuchen Sie nicht, diesen Zustand zu verleugnen. Geben Sie sich keinen Ruck, sondern nehmen Sie Ihren Zustand als Grundlage zum Üben. Meister Chen sagt, man solle so üben, als sei man »müde bis in die Knochen«.
Üben Sie mit Leichtigkeit und ohne Anspannung. Das heißt nicht, sich nicht anzustrengen: Die Bewegungen mit dem Geist zu lenken, ist nicht leicht.
Lesen Sie öfter die Grundregeln und den einführenden

Text. Sie können dann Tai Chi besser verstehen und die Punkte, die Ihnen auffallen oder unklar sind, beim Üben dann berücksichtigen.
Achten Sie darauf, daß Sie sich nach dem Üben wohl fühlen und ruhiger geworden sind. Falls Sie erschöpft sind, sollte das eine wache Erschöpfung sein, in der Sie sich zwar schlapp, aber aktiv fühlen, und keinesfalls innere Mattigkeit. Fühlen Sie sich unwohl, haben Sie etwas falsch gemacht. Suchen Sie den Fehler dann in der Haltung und im Atmen.

Die Soloübungen

Der Text versucht, die Bewegungen so genau wie möglich zu beschreiben. Lernen Sie erst den Ablauf der Bewegungen, bis Sie ihn auswendig können. Dazu brauchen Sie sich nur an die Hauptbeschreibung der Phasen zu halten und die Anmerkungen, die manchmal beigefügt sind, noch nicht zu berücksichtigen.
Wenn Sie die Soloübung erlernt haben, gehen Sie daran, die Bewegungen entspannt und rund werden zu lassen. Allmählich erfahren Sie dann, wie natürlich die Bewegungen der Glieder vom Rumpf ausgehen. In dieser Phase Ihres Studiums können Ihnen die Anmerkungen dann weitere Hinweise geben und Unklarheiten beseitigen.
Versuchen Sie, beim Üben immer mehr die Grundregeln zu berücksichtigen, aber pfropfen Sie sie nicht als Programm dem Üben auf. Verschaffen Sie sich allmählich im Geiste eine solche Klarheit, daß beim Üben die Einzelheiten, die der Verbesserung bedürfen, sich wie gegen eine weiße Wand abzeichnen.
Wenn Sie so weit gekommen sind, wird Tai Chi zu einem Teil Ihres Lebens geworden sein.

Bewegungsformen

Die Soloübung besteht aus 60 Bewegungsformen. Davon sind 37 Grundformen und 23 teils seitenverkehrte, teils in einzelnen Phasen veränderte Wiederholungen der Grundformen. Solche, die genau wiederholt werden, sind nicht nochmals beschrieben.

Namen

Einige Namen beschreiben die Bewegung, andere deren Anwendung in der Selbstverteidigung, andere haben reale oder imaginäre Bilder zum Inhalt. Lernen Sie die Bewegungsformen unter ihrem Namen, aber nehmen Sie diese nicht zu wichtig.

Nummern

Im Text wird unterschieden zwischen den Nummern (der Bewegungsformen) und den Phasen der Bewegung, Beispiel: Nr. 1, Phase 3. Für jede Phase steht ein Foto. Lernen Sie die einzelnen Phasen unter ihren Ziffern; zählen Sie innerlich mit.

Buchstaben/Zahlen

Die Buchstaben und Zahlen unter den Fotos geben zusätzlich zur Beschreibung an, auf welchem Fuß wieviel Prozent des Körpergewichts ruhen. Z. B. »R-100, L-00« heißt: das ganze Gewicht auf recht, links »leer«.

Pfeile

Die Pfeile auf den Fotos beschreiben den Fluß der Bewegung von einer Phase zur nächsten, und zwar die vollzogene Bewegung (z. B. in Phase 2 ist der Ablauf von Phase 1 zu 2 bezeichnet), und nicht die zu vollziehende Bewegung. Eine durchbrochene Linie heißt »rechte Seite«, eine durchgezogene Linie »linke Seite«.
Bewegungen einer Phase sind gleichzeitig und müssen koordiniert werden; sie beginnen und enden gemeinsam. Steht im Text: (eine Hand z. B.) »kommt«, »geht« oder »zeigt« in eine bestimmte Position, bezieht sich

diese Angabe auf die Endstellung der Phase. Der Weg dahin wird immer über die ganze Phase verteilt. Wenn es z. B. heißt, »die Faust öffnet sich«, geschieht das auch über die ganze Phase verteilt.
Beschreibungen wie »drücken«, »stoßen« oder »fallen« sollen den Charakter einer Bewegung verdeutlichen, sind aber ebenso langsam und weich auszuführen wie alle anderen.
Steht im Text z. B. »in Richtung W«, heißt das, daß die Bewegung entweder nicht ganz bis nach West oder etwas darüber hinaus ausgeführt wird. (Das bezieht sich auf die Achse Nabel-Nase.) Steht im Text »hinten« oder »vorn«, bezieht sich das ebenfalls auf die Blickrichtung.
Wenn Körperteile in der Beschreibung einer Form erst erwähnt werden und in einer späteren Phase nicht mehr, heißt das, daß sie »unbewegt« in der zuletzt erreichten Position verharren. Sie bewegen sich entweder gar nicht oder nur mit dem Rumpf, indem sie ihre Position zum Rumpf nicht ändern.
Wenn es heißt, »Arme berühren, den Körper nicht«, darf der Kleiderstoff, zumal bei weiter Kleidung, Kontakt haben. Beim Kontakt der Hände und der Arme mit den Händen nie drücken, sondern nur leicht berühren.

Nr. 1: Vorbereitung

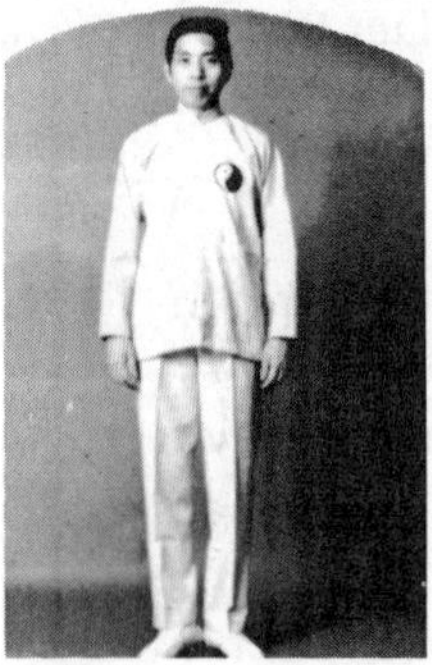

R-50 L-50

1. Aufrecht stehen.
Die Füße V-förmig, die Fersen zusammen. Der Rumpf zeigt nach N. Die Arme hängen locker an den Seiten. Das Körpergewicht ist auf beide Füße gleichmäßig verteilt.

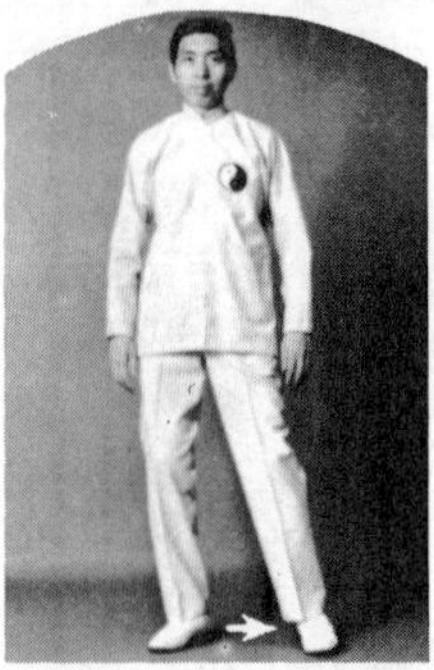

R-100 L-00

2. Das Gewicht auf rechts verlagern, leicht in die Knie gehen. Der linke Fuß macht einen Schritt nach W, er wird im Abstand einer Schulterbreite vom rechten aufgesetzt. Die Zehen zeigen nach N.

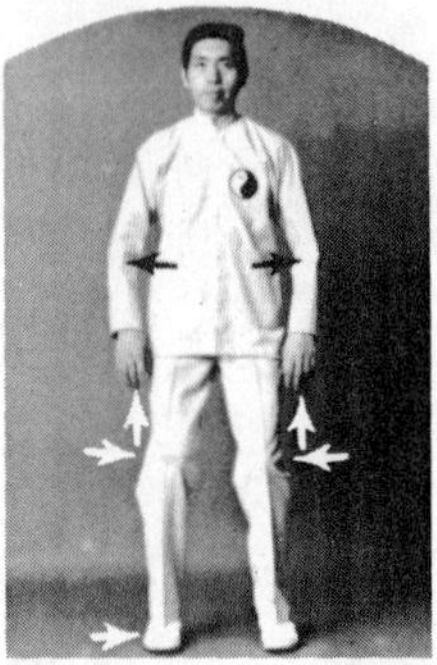

R-50 L-50

3. Das Gewicht wird wieder auf beide Füße gleichmäßig verteilt. Der rechte Fuß wird auf der Ferse nach N eingedreht, die Füße stehen jetzt parallel. Die Ellbogen werden leicht nach außen gedreht, die Handrücken zeigen nach vorn.
Der rechte Fuß läßt sich leichter eindrehen, wenn das Gewicht zunächst etwas mehr als 50% auf links und danach gleichmäßig auf beide Füße verlagert wird. Zur Haltung siehe Seite 43 ff. (Grundhaltung). Die Ellbogen so nach außen drehen, als ob ein leichter Luftzug die Oberarme vom Rumpf abheben würde.

Die Texte zu den Übungsabläufen entstanden in Zusammenarbeit mit Christian Hanussek.

Nr. 2: Beginnen

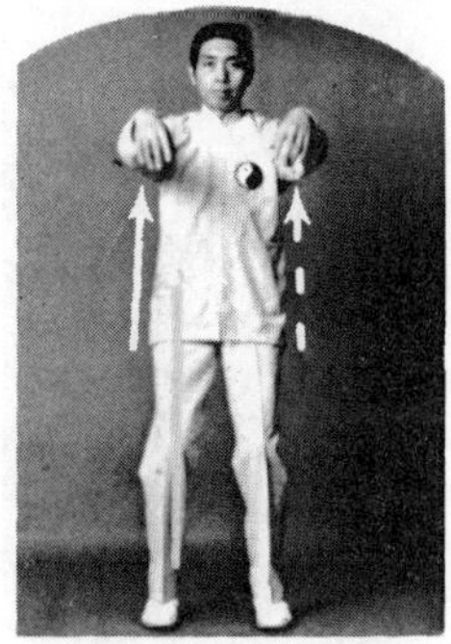

R-50 L-50

1. Die Arme werden bis auf Schulterhöhe gehoben, die Hände hängen locker herab.
Die Arme dabei nicht strecken, die leichte Auswärtsdrehung der Ellbogen beibehalten.

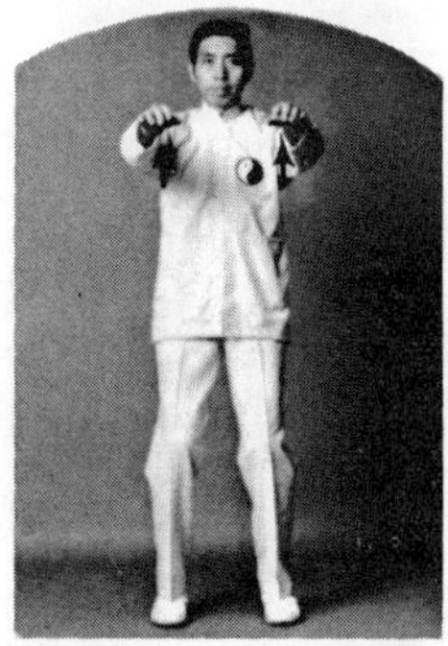

R-50 L-50

2. Die Hände heben sich in waagrechte Position, die Handflächen heben, die Finger entspannt lassen.

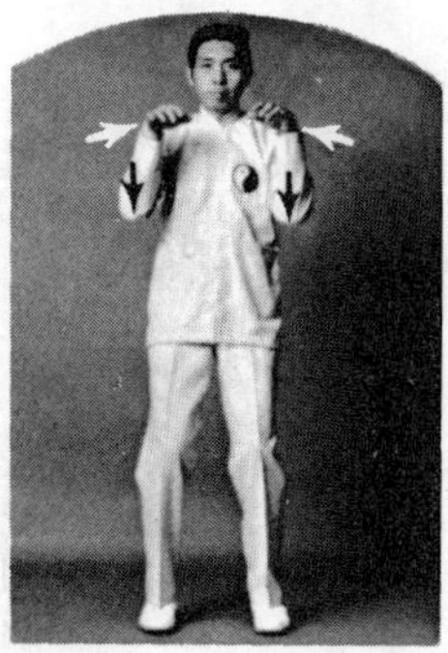

R-50 L-50

3. Die Ellbogen sinken. Dadurch werden, bei entspanntem Handgelenk, die Hände waagrecht bis vor die Schultern gezogen. Die Handflächen zeigen nicht direkt nach vorn, sondern sind leicht nach innen gedreht. (Gilt auch für 4. und 5.)

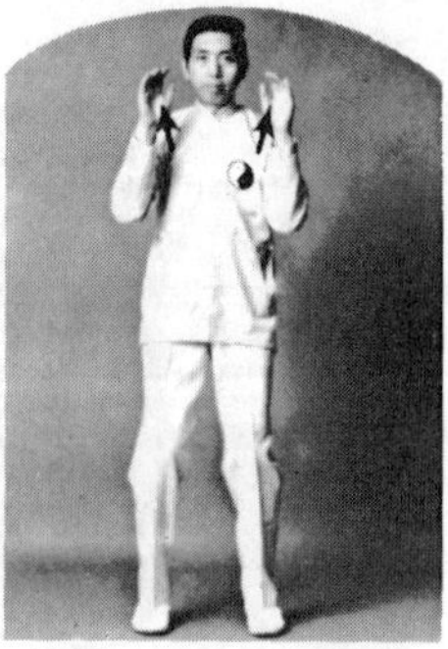

R-50 L-50

4. Die Hände werden aufgerichtet, die Handflächen zeigen nach vorn.

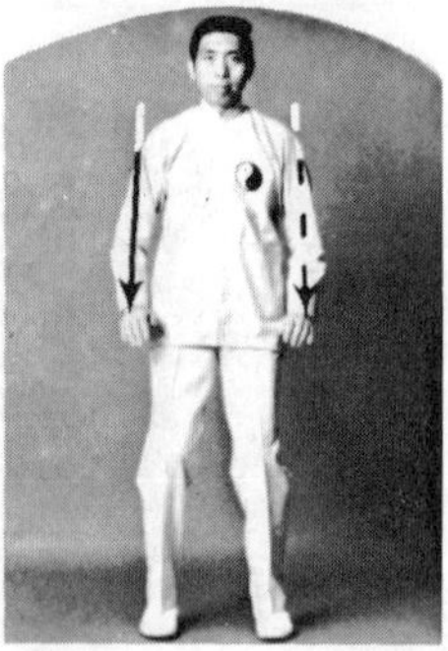

R-50 L-50

5. Die Unterarme sinken, bis die Arme wieder neben dem Rumpf hängen. Die Hände knikken dabei ab, als ob der Luftwiderstand sie hoch drücken würde: »Schwimmen in Luft«.

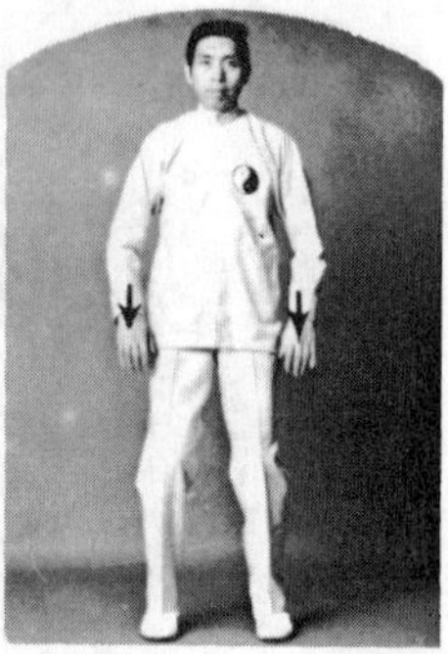

R-50 L-50

6. Die Handgelenke werden entspannt, die Hände sinken. (Haltung wie Nr. 1, Phase 3.) Die Bewegung in allen Phasen wird von den Handgelenken geführt. Man stelle sich vor, daß die Arme von Fäden, die an den Handgelenken befestigt sind, bewegt werden.

Nr. 3: Abwehr mit der linken Hand

(Ward off with your left Hand)

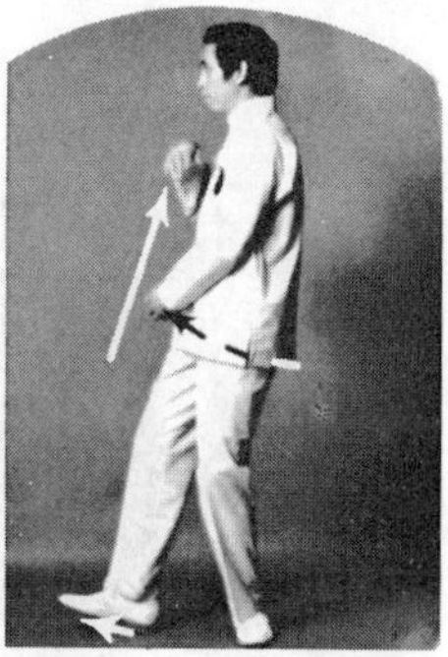

R-00 L-100

1. Den Rumpf nach O drehen. Das Gewicht ganz auf links verlagern. Der rechte Fuß dreht sich auf der Ferse nach O.
Die rechte Hand wird vor das Brustbein gehoben. Die Handfläche zeigt nach unten. Die linke Hand geht vor den Tan Tien, Handfläche nach oben.

Anmerkung:
Das rechte Bein entspannen, der Fuß ist »leer«, die Ferse berührt nur leicht den Boden. Die Arme berühren den Körper nicht. Schultern und Oberarme ganz entspannen, etwas Luft lassen zwischen Oberarmen und Rumpf. Das rechte Handgelenk ganz entspannen.

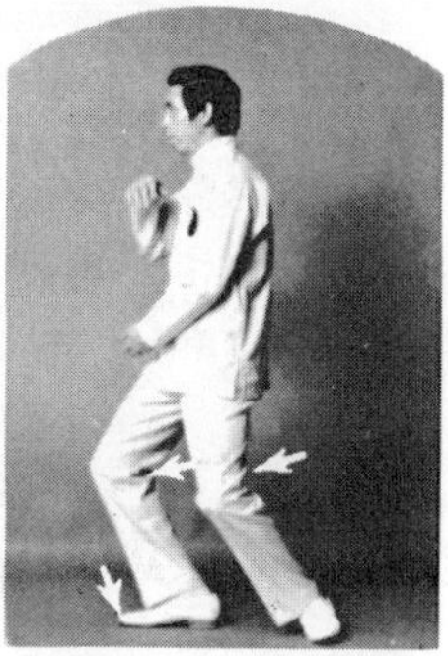

R-100 L-00

2. Das ganze Gewicht auf rechts verlagern.

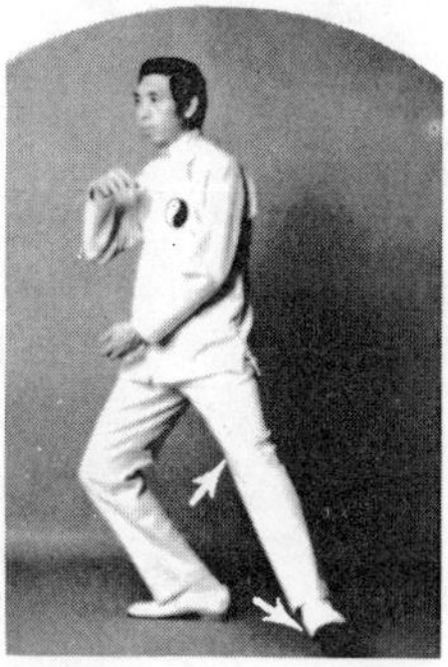

R-100 L-00

3. Das linke Bein macht einen Schritt nach N. Schon bei 2. das linke Bein ganz entspannen. Den Schritt nicht zu groß machen, damit es entspannt bleiben und das Gleichgewicht, mit dem ganzen Gewicht auf rechts, gewahrt werden kann. Den Schritt genau nach N (nicht nach NO) machen.

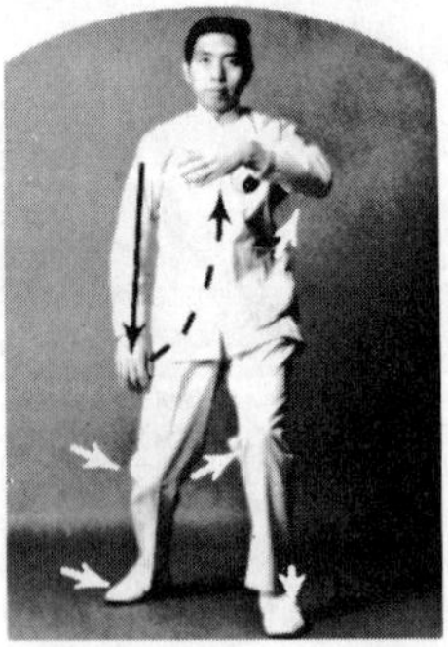

R-30 L-70

4. Das Gewicht zu 70% auf links verlagern. Den Rumpf nach N drehen. Der rechte Fuß dreht sich auf der Ferse in Richtung NO mit (70/30-Stellung nach N).
Die rechte Hand sinkt gerade nach unten neben den Oberschenkel, der Handrücken zeigt nach vorn. Die linke Hand steigt im Bogen vor das Brustbein, die Handfläche zeigt zur Brust.

Anmerkung:
Gewichtverlagerung, Drehung und Armbewegungen gleichzeitig beginnen und beenden (Einheit des Körpers). Das linke Handgelenk entspannen, Abstand von der Brust etwa eine Unterarmlänge. Die Hüfte nicht abknicken, sondern waagrecht halten. Die Knie leicht nach innen drehen, damit die Füße flach aufliegen.
Zu 1.–4.: Den Rumpf auf einer Ebene halten, nicht auf und ab bewegen.

Nr. 4: Abwehr mit der rechten Hand

(Ward off with Your Right Hand)

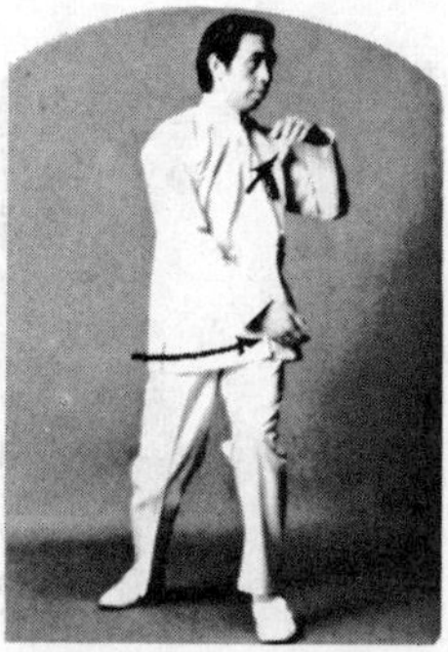

R-30 L-70

1. Den Rumpf nach NW drehen. Die linke Hand steigt auf Halshöhe und dreht die Handfläche nach unten. Die rechte Hand schwingt neben die linke Hüfte.

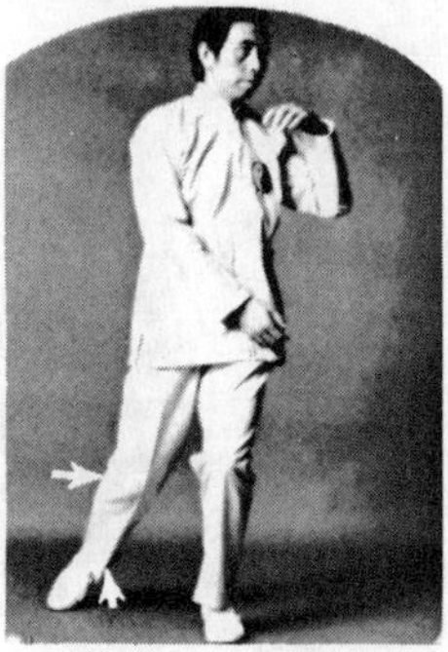

R-00 L-100

2. Das ganze Gewicht auf links verlagern. Die rechte Ferse hebt sich vom Boden ab.

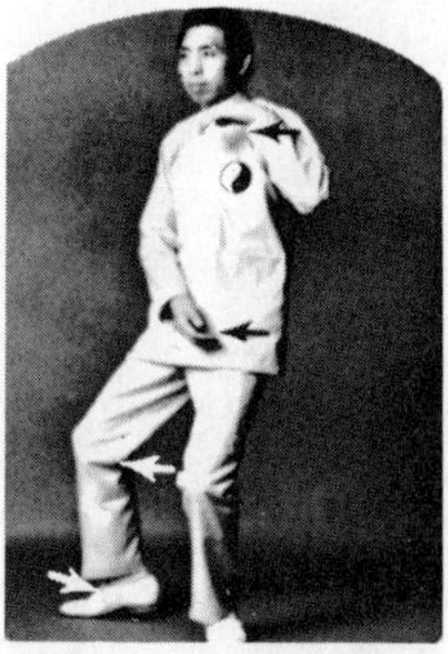

R-00 L-100

3. Den Rumpf nach NO drehen. Der rechte Fuß dreht sich auf den Zehen mit.

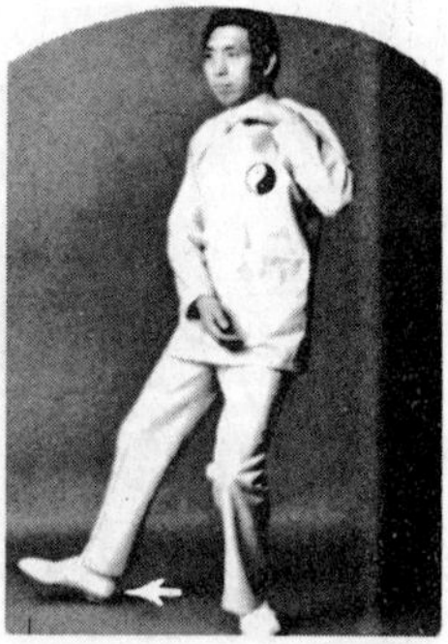

R-00 L-100

4. Schritt des rechten Fußes in Richtung SO, die Zehen zeigen nach O.

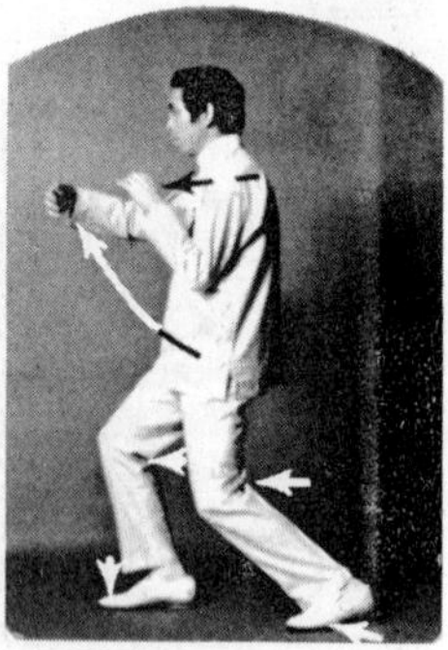

R-70 L-30

5. 70% des Gewichtes auf rechts verlagern. Den Rumpf nach O drehen. Der linke Fuß dreht sich auf der Ferse mit und zeigt nach NO (70/30-Stellung nach O).
Die rechte Hand steigt vor dem Rumpf im Bogen nach O bis vor das Brustbein, die Handfläche zum Rumpf gekehrt (wie die linke in Nr. 3, Phase 4). Die linke Hand bewegt sich nach O. Der Ellbogen sinkt, die Handfläche richtet sich etwas auf.
Die Handflächen sind zueinander gekehrt. Der linke Ellbogen zeigt nach unten. Die Finger der linken Hand entspannen.

Nr. 5: Drehen und zurückweichen

(Roll back)

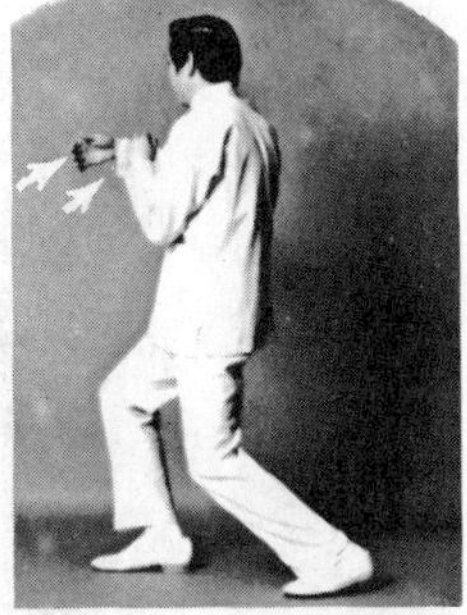

R-70 L-30

1. Den Rumpf ein wenig in Richtung SO drehen, ohne das Gewicht zu verlagern (wie in Nr. 4, Phase 1).
Die Arme unbewegt lassen.

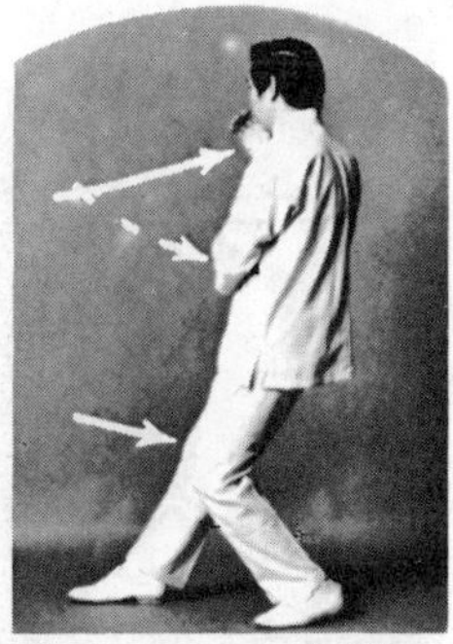

R-00 L-100

2. Das ganze Gewicht auf links verlagern.
Der rechte Ellbogen geht zum Körper, der Unterarm dreht schräg nach oben und zeigt in Richtung SO. Das linke Handgelenk geht zum Körper, so daß der Unterarm waagrecht vor den Rumpf kommt. Die Handfläche zeigt zum Rumpf, die Fingerspitzen sind unter dem rechten Ellbogen.

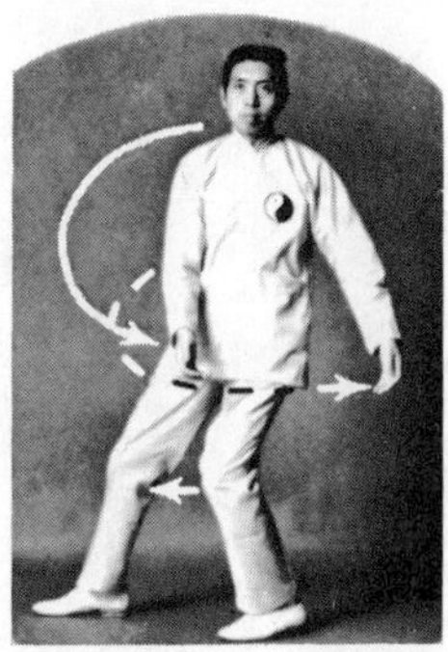

R-00 L-100

3. Den Rumpf nach N drehen. Beide Unterarme fallen im Bogen nach unten. Die rechte Hand kommt vor die rechte Leiste, die linke schwingt am Körper vorbei in Richtung W. Die Handflächen sind zueinander gekehrt.
Die Bewegung der rechten Hand führt die Handkante, das Handgelenk dabei nicht abknicken.

Anmerkung:
Die Rumpfdrehung in Phase 3 wird leichter, wenn in Phase 2 das Gewicht nur zu etwa 95% auf links verlagert wird und erst in Phase 3 ganz. Das rechte Bein entspannen, den Fuß ganz aufliegen lassen, das Knie nicht durchdrücken.

Nr. 6: Drücken

(Press)

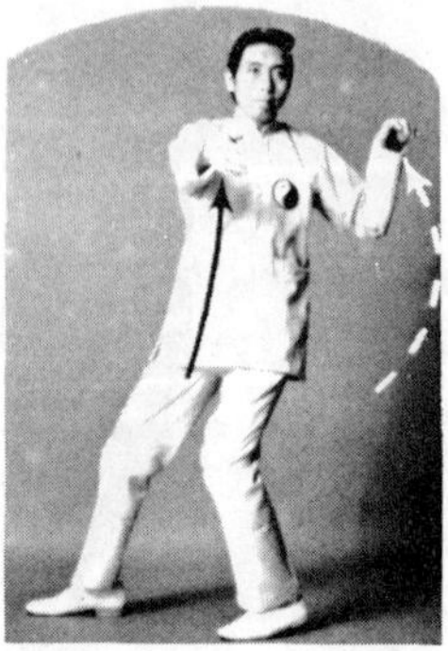

R-00 L-100

1. Beide Arme werden auf Schulterhöhe gehoben. Der rechte Arm wird, fast gestreckt, nach N gehoben, die Handfläche zeigt nach W. Der linke Arm wird angewinkelt: Das Handgelenk geht im Bogen über NW zur linken Schulter. Beide Arme so heben, als würden sie von Schnüren am Handgelenk gehoben. Das linke Handgelenk entspannen. Die Finger der linken Hand zeigen in der Mitte der Bewegung nach NW und in Schulterhöhe nach N.

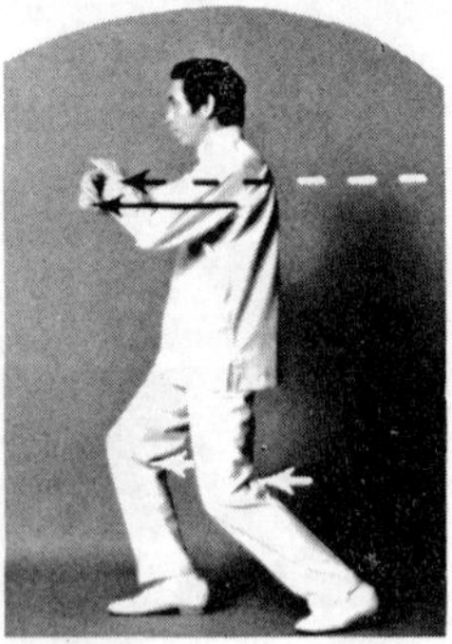

R-70 L-30

2. Das Gewicht zu 70% auf rechts verlagern. Den Rumpf nach O drehen (wieder 70/30-Stellung nach O).
Der rechte Ellbogen bewegt sich nach S und zieht die Hand vor die Brust. Die linke Hand drückt nach O, der Ellbogen sinkt. Kurz vor Ende der Gewichtsverlagerung und Drehung trifft der linke Handteller in Höhe des Brustbeins auf den rechten Handballen. Beide Hände entspannen, nicht aufeinanderpressen.

Nr. 7: Stoßen

(Push)

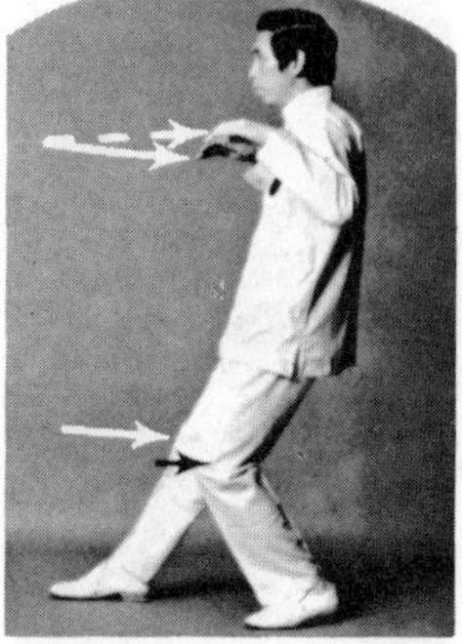

R-00 L-100

1. Das ganze Gewicht auf links verlagern. Die Ellbogen werden neben den Rumpf und die Handgelenke vor die Schultern zurückgezogen.

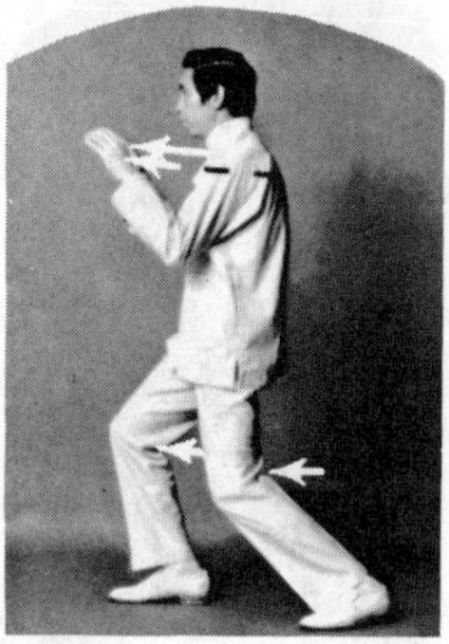

R-70 L-30

2. 70% des Gewichtes auf rechts verlagern (70/30-Stellung nach O). Die Ellbogen sinken, bis die Unterarme parallel stehen. Die Unterarme schieben die Handgelenke ganz leicht schräg nach oben, wodurch die Hände sich aufrichten.

Anmerkung:
Die Kraft des Stoßens kommt aus der Gewichtsverlagerung und nicht aus den Armen. Die Aufmerksamkeit auf Unterarme und Handteller richten, die Hände entspannt lassen und leicht gegeneinander drehen.

Nr. 8: Peitsche

(Single Whip)

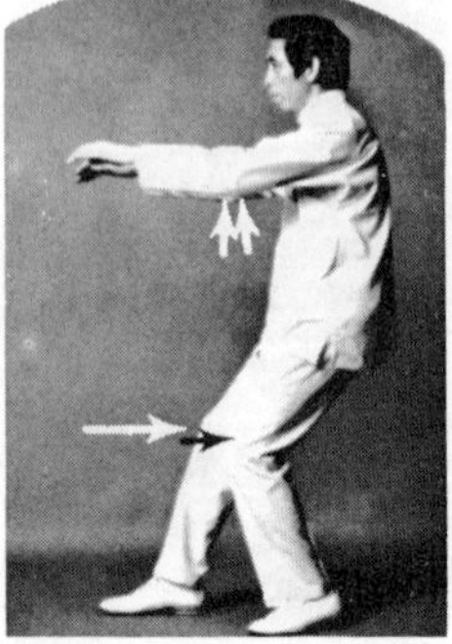

R-00 L-100

1. Das ganze Gewicht auf links verlagern. Die Hände bleiben liegen, dadurch heben sich die Ellbogen: Den Körper von den Händen wegbewegen, und die Handflächen wie auf Luft ablegen. Finger entspannt lassen.

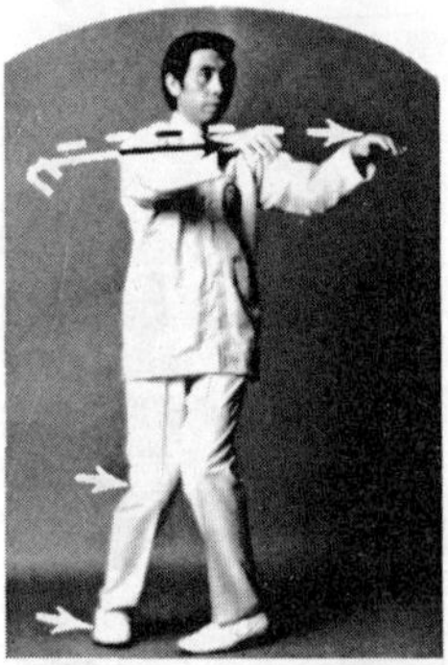

R-00 L-100

2. Den Rumpf nach N drehen. Der rechte Fuß dreht sich auf der Ferse mit, bis er ebenfalls in Richtung N zeigt. Die Arme schwenken mit dem Rumpf in horizontaler Kreisbewegung noch ein Stück über N hinaus.
Die Arme sind auf gleicher Höhe. Die Hände behalten schulterbreiten Abstand voneinander.

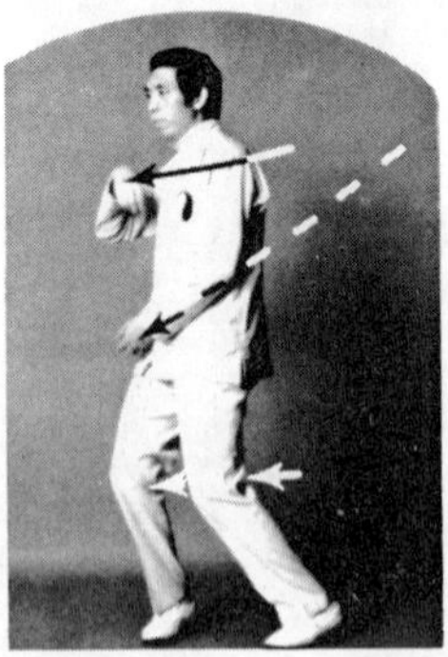

R-100 L-00

3. Das ganze Gewicht auf rechts verlagern. Den Rumpf nach NO drehen. Die rechte Hand geht vor die rechte Schulter und formt einen »Vogelkopf«: Das Handgelenk knickt ab, die Innenseiten der Fingerspitzen berühren die Innenseite der Daumenspitze. Die linke Hand sinkt vor die rechte Hüfte.

Anmerkung:
Das rechte Handgelenk ganz entspannen, so daß die Finger wie von selbst in die »Vogelkopf«-Haltung sinken. Die linke Hand sinkt im Bogen vor die Hüfte, als ob sie durch die Luft »schaufeln« würde.

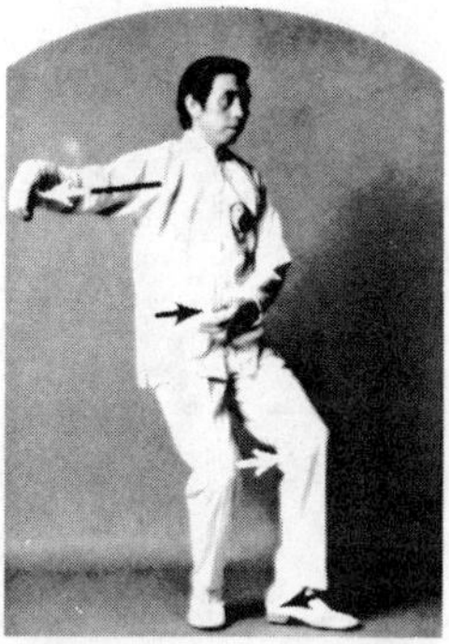

R-100 L-00

4. Den Rumpf nach NW drehen, der linke Fuß dreht sich auf den Zehen mit, bis das Bein entspannt ist. Der »Vogelkopf« wird in Richtung NO »herausgeschleudert«, bis der Unterarm in waagrechter und der Oberarm in leicht schräger Position ist. Das Handgelenk ist in einer Linie mit den Schultern.

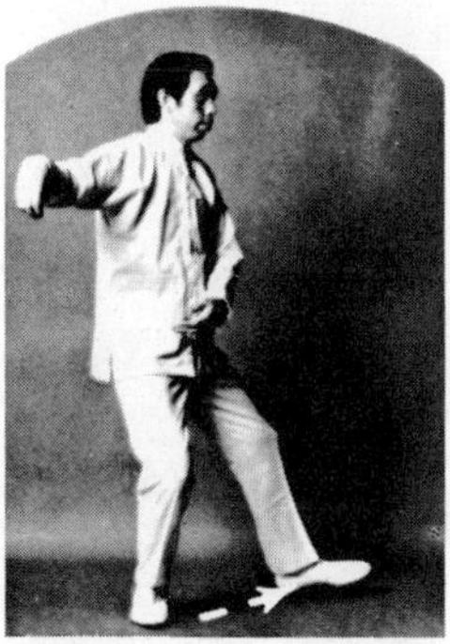

R-100 L-00

5. Der linke Fuß macht einen Schritt in Richtung SW. Die Zehen zeigen nach W. Den Schritt nur so groß machen, wie man aufrecht und entspannt bleiben kann.

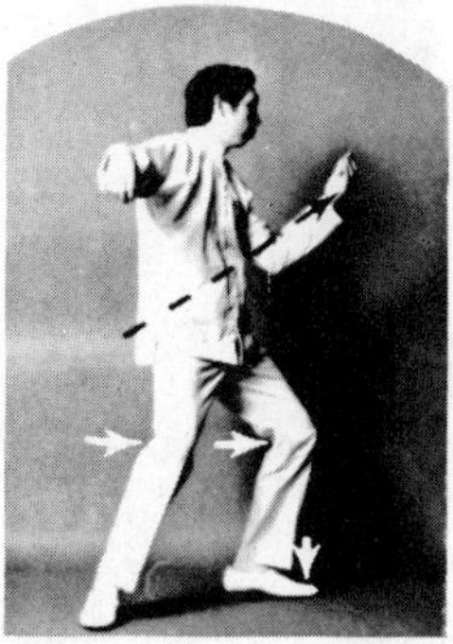

R-30 L-70

6. 70% des Gewichtes auf links verlagern. Den Rumpf in Richtung W drehen. Der linke Unterarm wird aufgerichtet, so daß er schräg nach oben in Richtung W zeigt und die Handfläche dem Gesicht zugewandt ist.
Die Drehung des linken Unterarms kommt aus der Rumpfbewegung, er dreht sich im Ellbogengelenk und kippt in aufrechte Stellung.

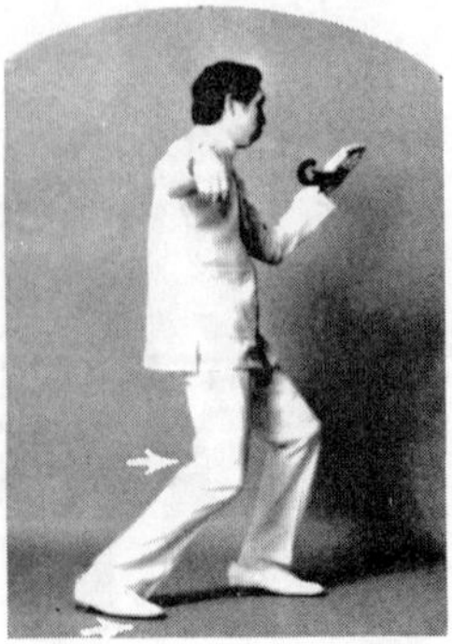

R-30 L-70

7. Den Rumpf ganz nach W drehen. Der rechte Fuß wird auf der Ferse in Richtung NW eingedreht (70/30-Stellung nach W). Die linke Handfläche nach vorn drehen, etwa in Halshöhe. Der rechte Arm wird so mitbewegt, daß er seine in Phase 4 eingenommene Position zum Rumpf nicht verändert und nun nach N zeigt.

Nr. 9: Die Hände heben

(Lifting the Hands)

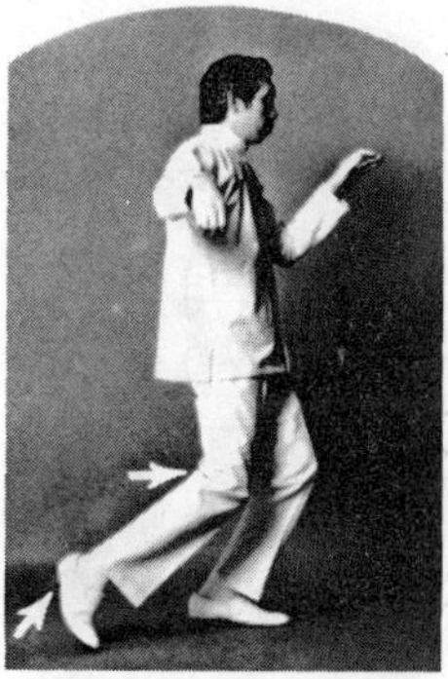

R-00 L-100

1. Das ganze Gewicht auf links verlagern. Die rechte Ferse hebt sich vom Boden.

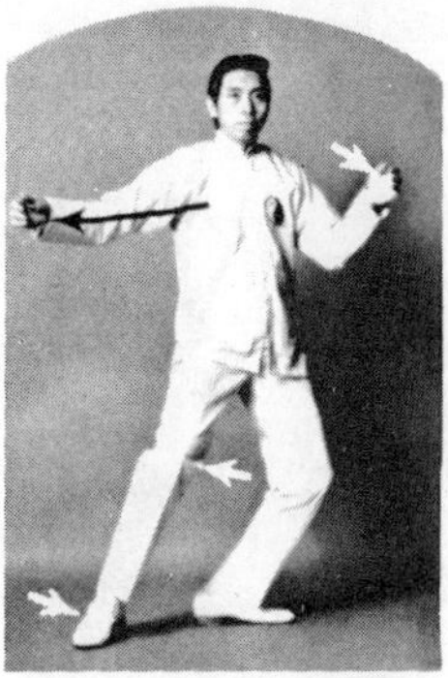

R-00 L-100

2. Den Rumpf in Richtung NW drehen. Der rechte Fuß dreht sich auf den Zehen mit, bis er, ganz entspannt, in Richtung N zeigt.
Die linke Hand sinkt auf Schulterhöhe. Der »Vogelkopf« der rechten Hand wird geöffnet. Die Handflächen sind zueinander gekehrt. Den rechten Arm mit dem Rumpf mitdrehen.

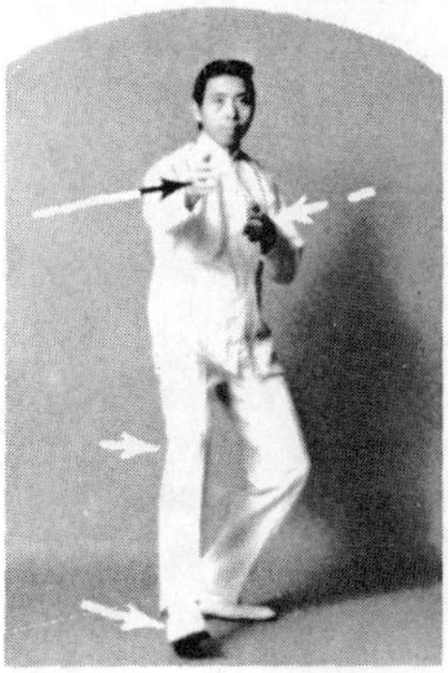

R-00 L-100

3. Der rechte Fuß macht einen Schritt vor die linke Ferse (»leerer Schritt« nach N).
Die Arme werden von dem Rumpf zusammengenommen und zeigen leicht angewinkelt nach N.
Die Arme werden vor dem Rumpf zusammengenommen und zeigen leicht angewinkelt nach N. Die linke Hand ist neben dem rechten Ellbogen, die rechte ist in Schulterhöhe.
Das rechte Bein ganz entspannt lassen, den Fuß nicht zu steil aufsetzen.

Nr. 10: Nach vorne lehnen

(Lean forward)

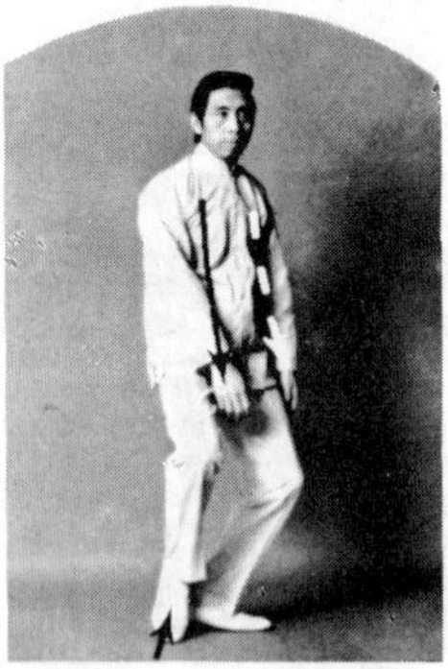

R-00 L-100

1. Den rechten Fuß an die linke Ferse heranziehen und auf den Zehen aufsetzen.
Die Arme fallen nach unten. Die rechte Hand geht vor die rechte Leiste, die linke neben den linken Oberschenkel.

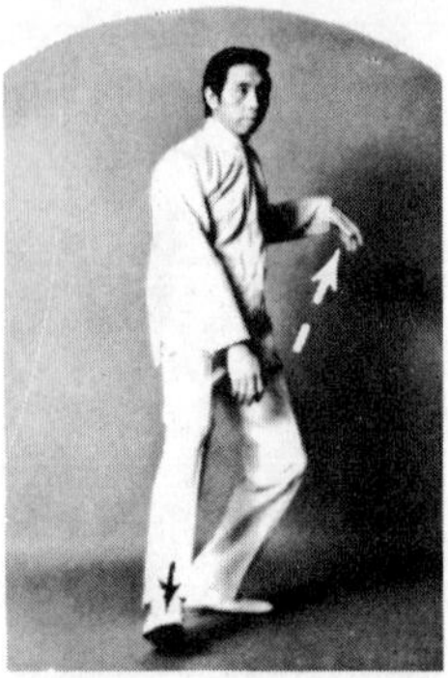

R-00 L-100

2. Den rechten Fuß wieder nach vorn setzen (wie in Nr. 9, Phase 3). Der linke Unterarm steigt im Bogen über SW bis in etwa waagrechte Position.

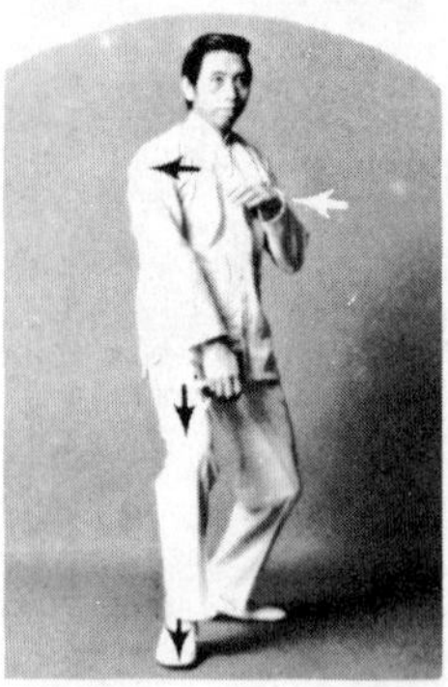

R-70 L-30

3. 70% des Gewichts auf rechts verlagern.
Die linke Hand führt den Bogen fort bis vor die rechte Brust, die Handfläche zeigt nach unten. Der rechte Ellbogen geht etwas nach außen, er zeigt nach N. Rechts bilden Fußspitze, Knie und Ellbogen eine senkrechte Linie.

Anmerkung:
Der linke Unterarm »kippt« vor die Brust.
Die Auswärtsbewegung des rechten Ellbogens durch eine leichte Drehung des Rumpfes nach NO unterstützen (Stoß mit der Schulter oder dem Ellbogen).

Nr. 11: Der Kranich breitet seine Flügel aus

(The Crane Spreads its Wings)

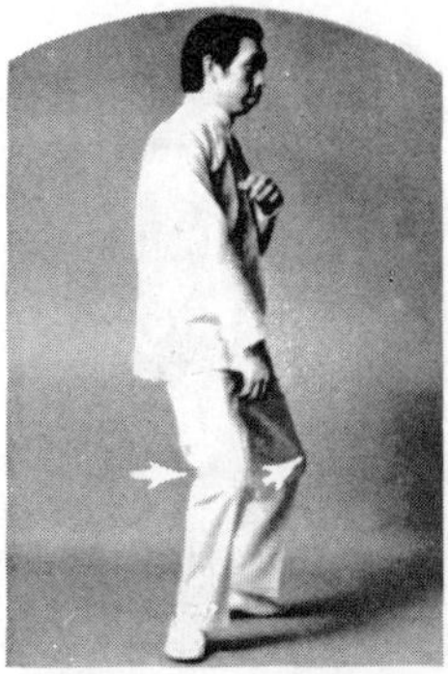

R-100 L-00

1. Das ganze Gewicht auf rechts verlagern. Den Rumpf in Richtung W drehen, der linke Fuß dreht sich auf den Zehen nach SW.

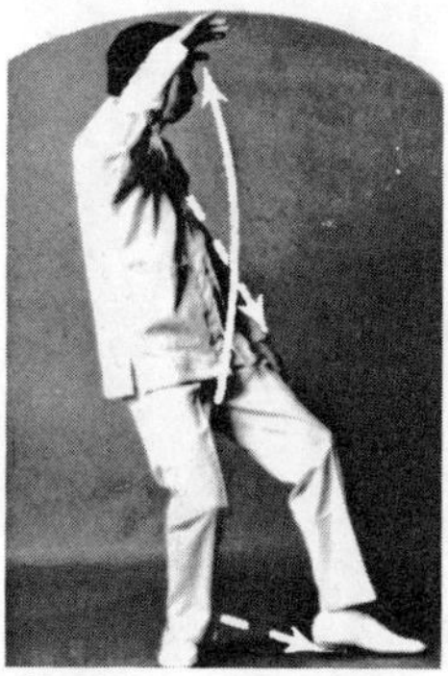

R-100 L-00

2. Der linke Fuß macht einen Schritt nach NW vor die Ferse des rechten. Er wird auf den Zehen aufgesetzt (»leerer Schritt« nach W).
Die rechte Hand wird neben die rechte Schläfe gehoben. Die Handfläche zeigt nach NW. Hierbei wird auch der Oberarm angehoben. Die linke Hand sinkt neben den linken Oberschenkel.

Anmerkung:
Die Winkel der Füße in diesem »leeren Schritt« ist 90 Grad. Das linke Bein entspannen, den Fuß möglichst flach – auf dem Ballen – aufsetzen. Beim Heben des rechten Oberarms das Handgelenk führen und die Schulter unten lassen. Der rechte Daumen ist vor dem rechten Auge. Die linke Hand streift über den linken Oberschenkel, ohne ihn zu berühren (siehe Nr. 12, Phase 5, und Nr. 14, Phase 4).

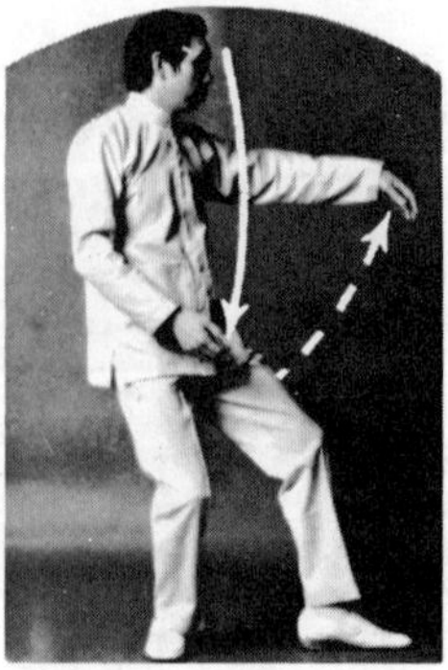

R-100 L-00

Nr. 12: Kniestreifen und Schritt mit Drehung

(Brush Knee and Twist Step)

1. Die rechte Hand dreht sich und sinkt vor die rechte Hüfte. Der linke Arm steigt, fast gestreckt, bis auf Schulterhöhe, er zeigt nach W. Die Handflächen sind einander zugekehrt.

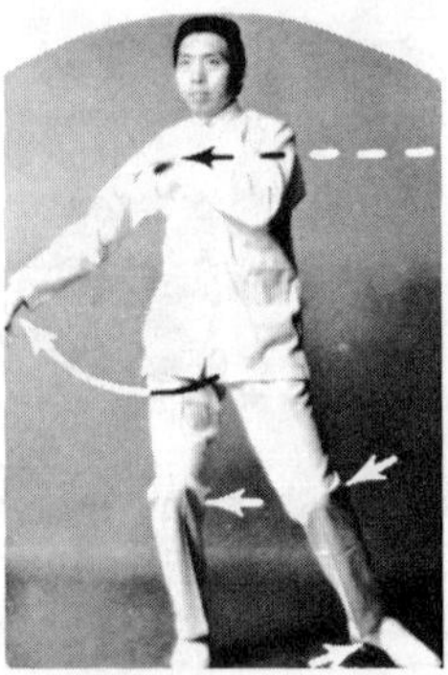

R-100 L-00

2. Den Rumpf nach N drehen. Der linke Fuß dreht sich auf den Zehen mit. Der linke Unterarm geht horizontal vor den Rumpf, die Hand vor die rechte Schulter. Der rechte Arm steigt im Bogen nach O.

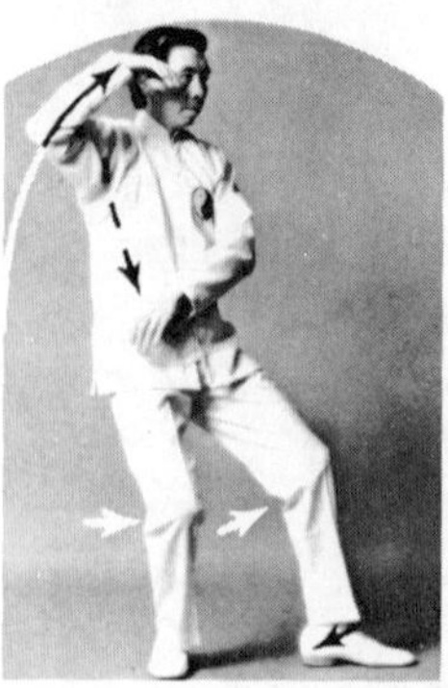

R-100 L-00

3. Den Rumpf nach NW drehen. Der linke Fuß dreht sich zurück nach W. Die linke Hand sinkt vor die rechte Hüfte, Handfläche zum Rumpf. Die rechte Hand setzt den in Phase 1 begonnenen Bogen fort und steigt über NO bis neben das rechte Ohr.
Den rechten Arm erst bis in fast waagrechte Position heben, dann knickt er ab, und das Handgelenk kreist zum Ohr. Die Finger zeigen erst nach NO, am Ende der Phase nach W. Das Handgelenk ganz entspannen.

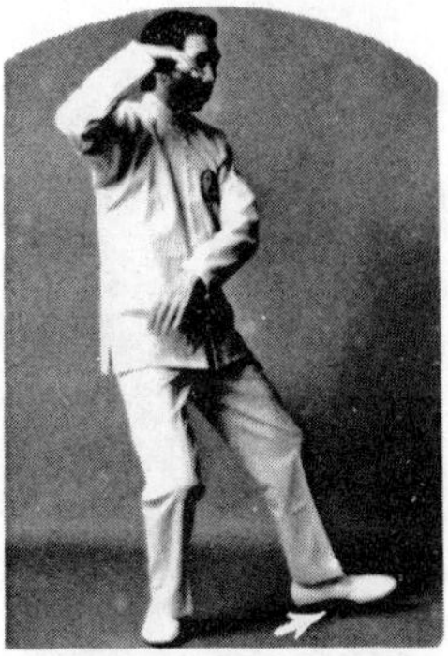

R-100 L-00

4. Schritt des linken Fußes nach SW, er zeigt nach W.

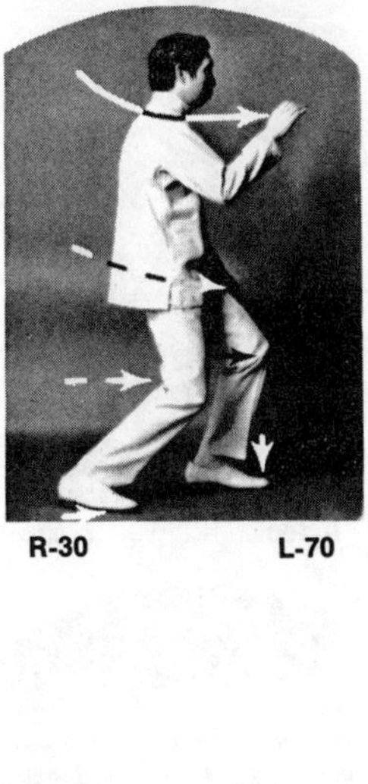

R-30 L-70

5. 70% des Gewichts auf links verlagern. Den Rumpf nach W drehen, der rechte Fuß dreht sich auf der Ferse mit nach NW (70/30-Stellung nach W).
Die linke Hand geht neben den linken Oberschenkel, sie »streift« ohne Berührung über den Oberschenkel. Die rechte Hand sinkt in Richtung W auf Halshöhe. Sie zeigt bei geradem Handgelenk schräg nach oben. Unter- und Oberarm bilden etwa einen Winkel von 90 Grad.

Anmerkung:
Den rechten Ellbogen sinken lassen. Die Hand sinkt erst und steigt dann wieder etwas, sie wird durch den Luftwiderstand aufgerichtet. Die rechte Schulter nicht mit nach vorn ziehen. Die Kraft der Bewegung kommt hier, ebenso wie beim »Stoßen« (Nr. 7), aus der Rumpfbewegung.

Nr. 13: Gitarre spielen

(Playing the Guitar)

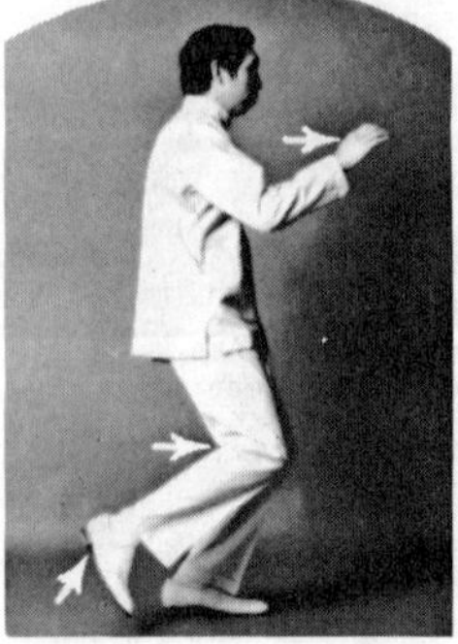

R-00 L-100

1. Das ganze Gewicht auf links verlagern. Der rechte Fuß wird ein Stückchen vom Boden gehoben.
Der rechte Arm geht entspannt wie von selbst ein Stückchen nach vorn.

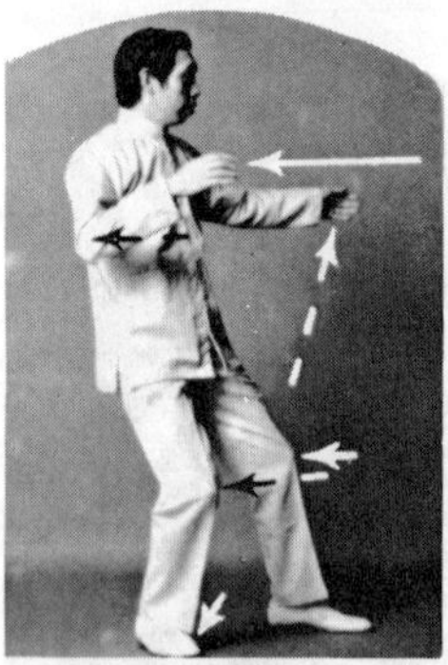

R-100 L-00

2. Den rechten Fuß wieder aufsetzen, er zeigt nach NW. Das ganze Gewicht auf rechts verlagern. Den Rumpf ein wenig in Richtung NW drehen.
Der rechte Arm wird ein wenig zurückgezogen. Der linke steigt, in Richtung SW, bis fast in Schulterhöhe.

Anmerkung:
Zu 1., 2.: Der Winkel zwischen den Füßen beträgt in der vorangehenden 70/30-Stellung (Nr. 12, Phase 5) etwas weniger als 45 Grad, d. h. der rechte Fuß zeigt über NW hinaus in Richtung N.

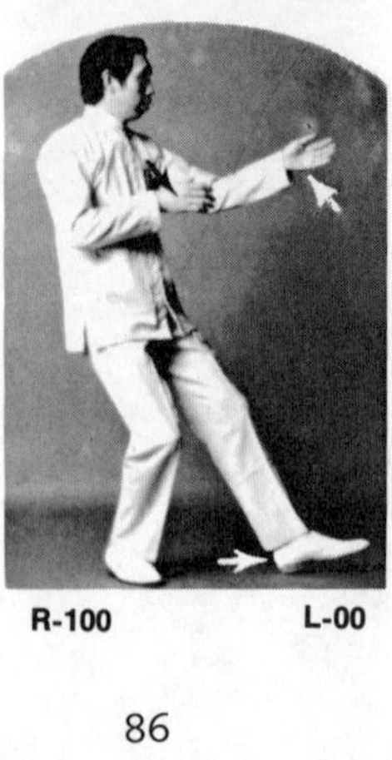

R-100 L-00

3. Schritt des linken Fußes in Richtung NW vor die Ferse des rechten (»leeren Schritt« nach W). Er wird auf der Ferse aufgesetzt.
Die Arme gehen zueinander: Der linke schwenkt nach innen, bis er nach W zeigt, die Hand geht auf Schulterhöhe. Der rechte Unterarm sinkt ein wenig. Die rechte Handfläche ist neben dem linken Ellbogen.
Zum Abstand der Hände siehe Nr. 9, Phase 3.

Nr. 14: Kniestreifen und Schritt mit Drehung

(Brush Knee and Twist Step)

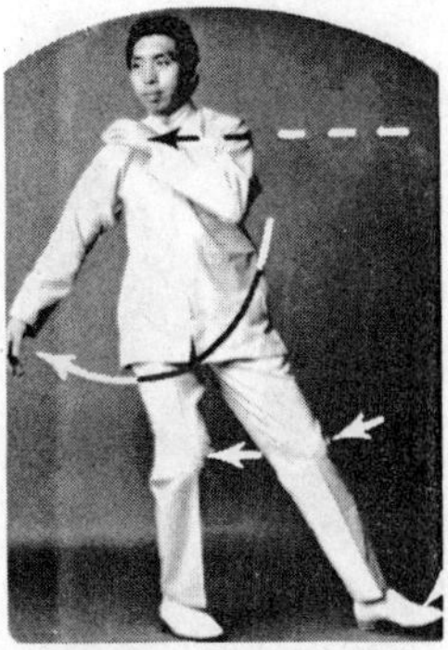

R-100 L-00

1. Den Rumpf nach N drehen. Der linke Fuß dreht sich auf der Ferse mit.
Der rechte Arm fällt und steigt dann im Bogen nach O. Der linke Unterarm schwenkt horizontal vor den Rumpf, die Hand kommt vor die rechte Schulter.

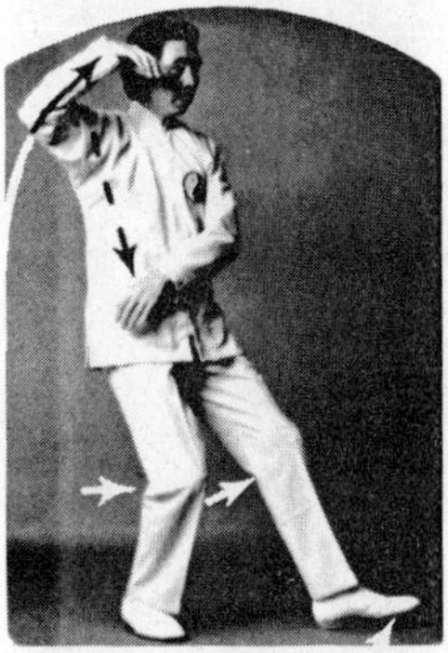

R-100 L-00

2. Den Rumpf nach NW drehen. Der linke Fuß dreht sich auf der Ferse zurück nach W.
Die linke Hand sinkt vor die rechte Hüfte, Handfläche zum Rumpf. Die rechte setzt den Bogen fort und steigt über NO bis neben das rechte Ohr.

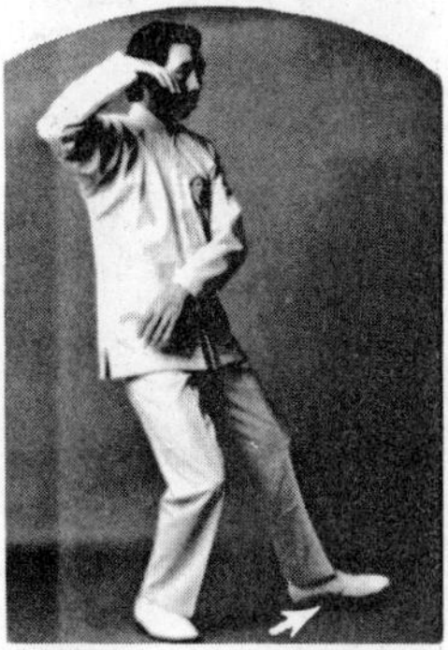

R-100 L-00

3. Schritt des linken Fußes nach SW, er zeigt nach W.

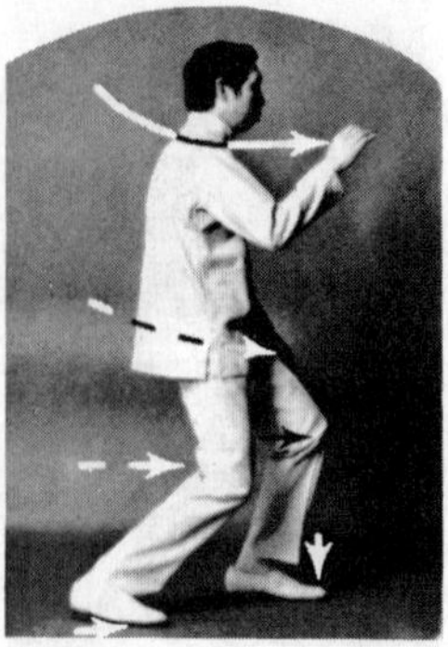
R-30 L-70

4. Wie Nr. 12, Phase 5:
70% des Gewichts auf links verlagern. Den Rumpf nach W drehen, der rechte Fuß dreht sich auf der Ferse mit nach NW (70/30-Stellung nach W).
Die linke Hand geht neben den linken Oberschenkel, sie »streift« ohne Berührung über den Oberschenkel. Die rechte Hand sinkt in Richtung W auf Halshöhe. Sie zeigt bei geradem Handgelenk schräg nach oben. Unter- und Oberarm bilden etwa einen Winkel von 90 Grad.

Nr. 15: Schritt nach vorn, nach unten ablenken, abwehren und boxen

(Step forward, Deflect downward, Intercept and Punch)

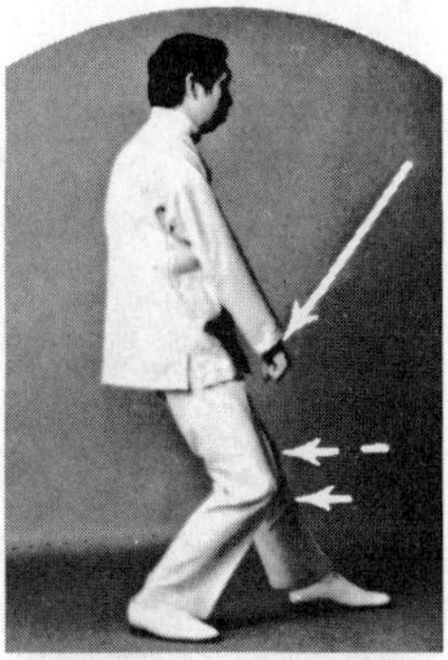

R-100 L-00

1. Das ganze Gewicht auf rechts verlagern. Die rechte Hand sinkt vor die rechte Leiste und bildet eine Faust.

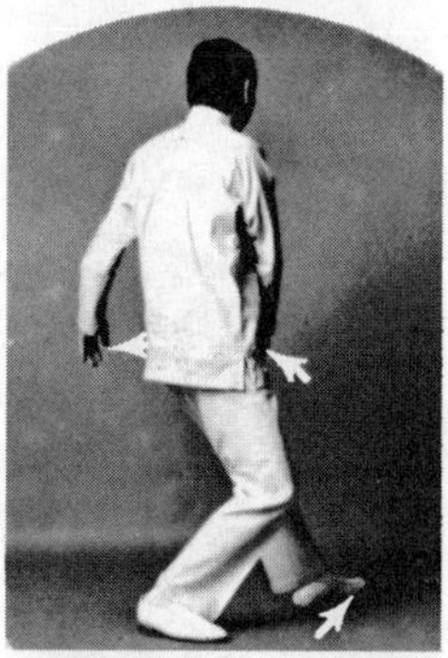

R-100 L-00

2. Den Rumpf nach SW drehen. Der linke Fuß dreht sich auf der Ferse mit.
Die Arme beginnen eine Kreisbewegung in Richtung SO.

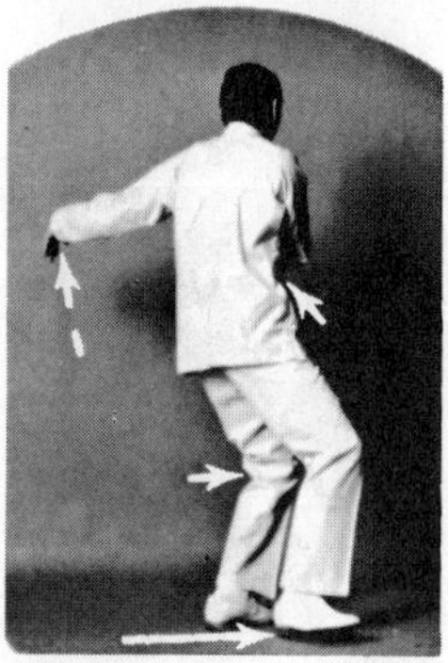

R-00 L-100

3. Das ganze Gewicht auf links verlagern. Der rechte Fuß macht einen Schritt in Richtung W, bis neben den linken. Der Winkel zwischen den Füßen beträgt etwa 90 Grad. Die Unterarme erreichen eine etwa waagrechte Position. Der rechte ist vor dem Rumpf, die Faust vor der linken Brust. Der linke Arm ist fast gestreckt. Den Schritt mit rechts gerade nach W.

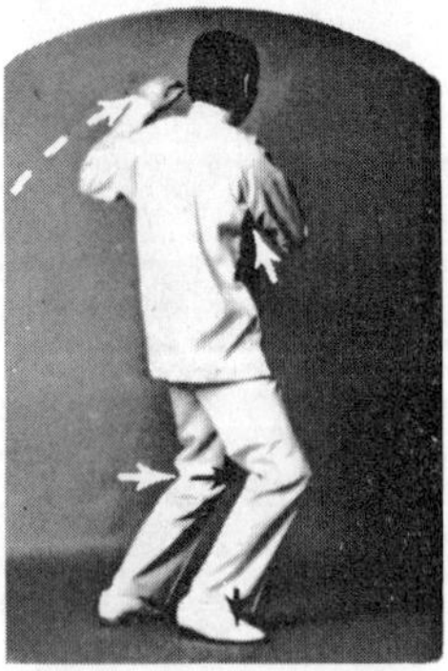

R-100 L-00

4. Das ganze Gewicht auf rechts verlagern.
Die Arme werden angewinkelt, so daß die linke Hand neben das linke Ohr und die rechte Faust vor das Brustbein kommt.

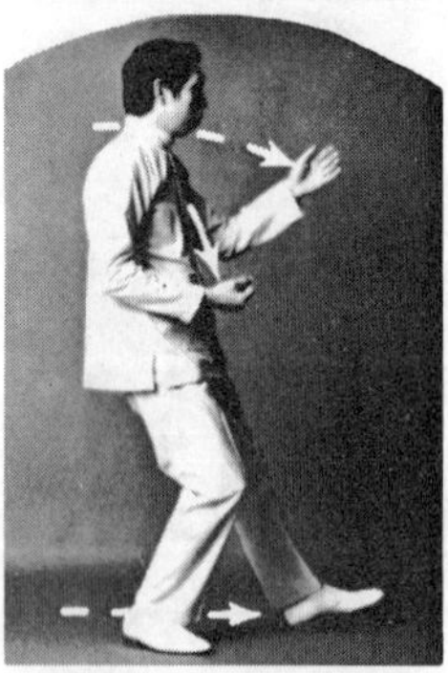

R-100 L-00

5. Den Rumpf in Richtung NW drehen. Der linke Fuß macht einen Schritt nach W, er zeigt nach W.
Der rechte Unterarm vollendet den in Phase 2 begonnenen Kreis. Die Faust schlägt nach unten bis auf Höhe des Tan Tien. Handgelenk und Handrücken führen die Bewegung, so daß sie an deren Ende nach unten zeigen. Die linke Handkante schlägt nach W, bis der Unterarm schräg nach oben zeigt. Der Winkel zwischen Unter- und Oberarm ist etwa 90 Grad.
Den Rumpf etwas über W hinaus drehen.
Der rechte Oberarm hängt locker senkrecht herunter.

Anmerkung: Zu 2–5.: Die linke Hand hängt in Phase 2 und 3 entspannt nach unten. In Phase 4 wird sie aufgerichtet, die Handfläche zeigt schräg nach unten, etwa in Richtung SW. Die Bewegung der rechten Faust ist eine Drehung des Unterarms aus dem Ellbogengelenk heraus.

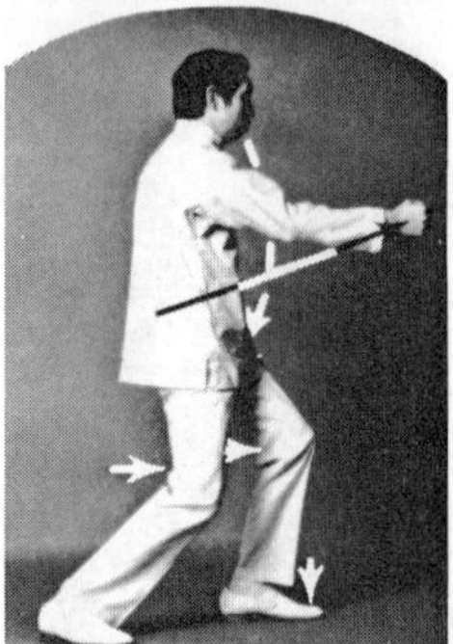

R-30 L-70

6. 70% des Gewichtes auf links verlagern (70/30-Stellung nach W).
Die linke Hand sinkt neben den linken Oberschenkel, der Arm hängt entspannt herab. Die rechte Faust boxt schräg nach oben, nach W, bis etwa in Höhe der Magengrube. Der Handrücken dreht sich nach N.

Anmerkung:
Den Rumpf nach W drehen. Die linke Hand streift leicht über den Oberschenkel, ohne ihn zu berühren, Handrücken nach vorn. Die rechte Schulter nicht mit vorziehen.

Nr. 16: Die Nadel vom Meeresboden holen

(Get the Needle at the Sea-Bottom)

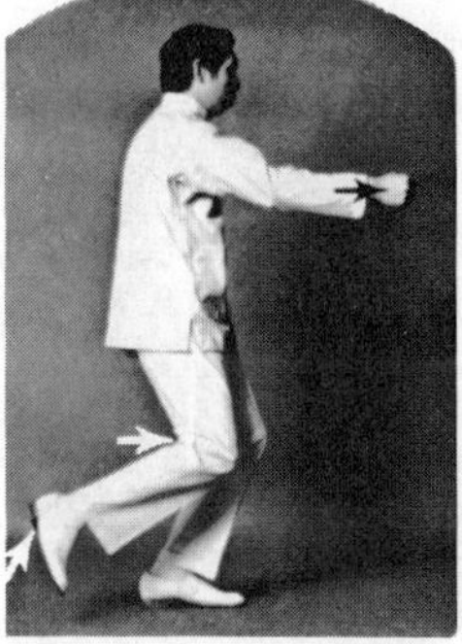

R-00 L-100

1. Das ganze Gewicht auf links verlagern. Den rechten Fuß anheben. Der rechte Arm geht wie von selbst ein Stück nach vorn.

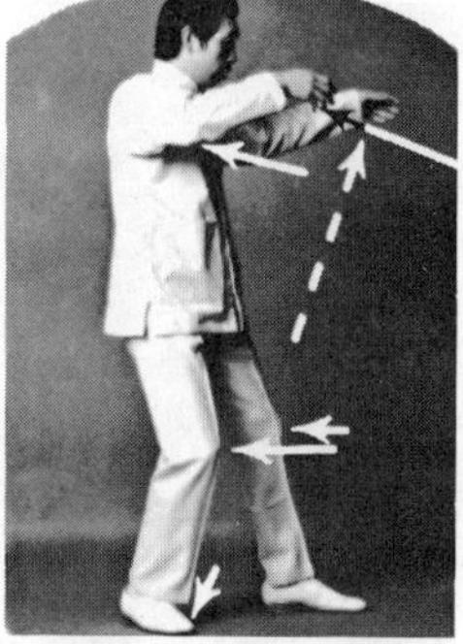

R-100 L-00

2. Den rechten Fuß absetzen, er zeigt nach NW. Das ganze Gewicht auf rechts verlagern. Die Arme werden auf Schulterhöhe gehoben. Der linke zeigt, fast gestreckt, in Richtung SW, der rechte wird etwas angewinkelt, Unterarm in Richtung W. Die rechte Faust öffnet sich. Die Hände sind einander zugekehrt. Den Rumpf leicht in Richtung NW drehen. Den rechten Fuß etwas weniger steil als in der vorangehenden 70/30-Stellung (Nr. 15, Phase 6) aufsetzen. Der rechte Oberarm ist fast waagrecht.

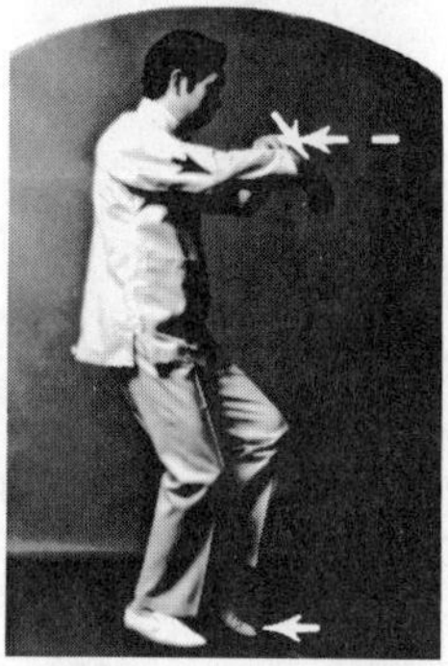

R-100 L-00

3. Den linken Fuß an die Ferse des rechten heranziehen und auf den Zehen aufsetzen. Der linke Unterarm schwenkt in Richtung N, bis die linke Hand über dem rechten Unterarm ist. Die drei Mittelfinger der linken berühren den rechten Unterarm kurz hinter dem Handgelenk. Den Rumpf wieder in Richtung W zurückdrehen. Der Winkel zwischen den Füßen ist etwa 90 Grad.

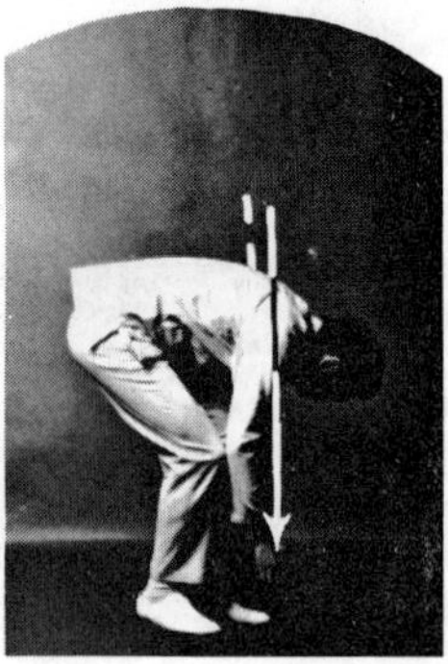

R-100 L-00

4. Den Rumpf nach unten beugen. Die Arme sinken nach unten. Den linken Fuß »leer« lassen. Sich so tief beugen, wie es entspannt geht. Den Kopf nicht fallen lasen. Der rechte Handrücken zeigt nach N.

Nr. 17: Die Arme wie einen Fächer ausbreiten

(Spread Arms Like a Fan)

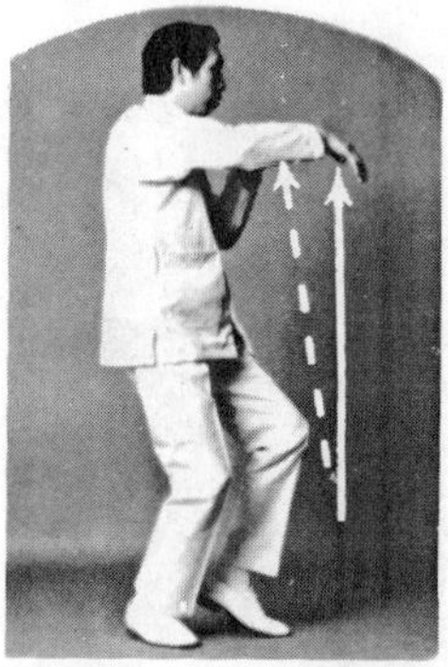

R-100 L-00

1. Den Rumpf aufrichten.
Die Arme gehen in die Position von Nr. 16, Phase 3 zurück, der linke Ellbogen hängt jedoch nach unten.
Die Arme mit dem Rumpf heben, nicht in einer unabhängigen Bewegung und nicht über Schulterhöhe.

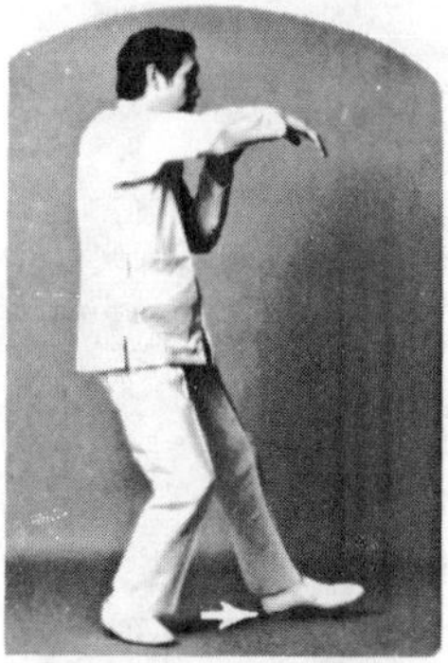

R-100 L-00

2. Schritt des linken Fußes nach SW, er zeigt nach W.

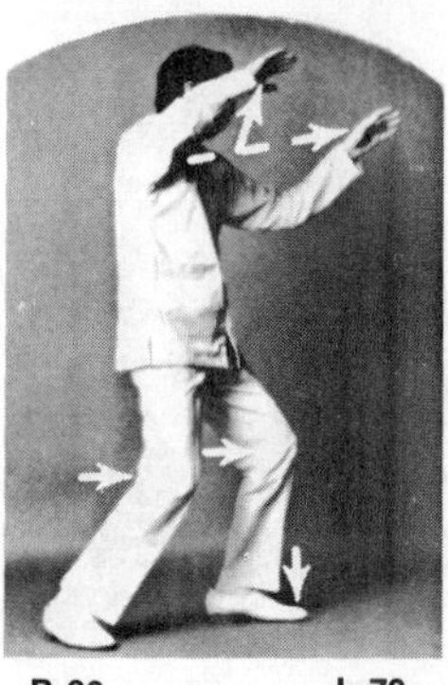

R-30 L-70

3. 70% des Gewichts auf links verlagern (70/30-Stellung nach W).
Die linke Hand stößt mit den Fingern in Halshöhe nach vorn. Die rechte dreht sich schräg nach oben vor die rechte Schläfe. Beide Unterarme zeigen schräg nach oben in Richtung W, die Handflächen zeigen nach N.

Anmerkung:
In dieser 70/30-Stellung kein Eindrehen des Rumpfes und des rechten Fußes. Der Rumpf ist leicht in Richtung NW gedreht. Der Winkel zwischen den Füßen ist etwas größer als 45 Grad.
Der rechte Ellbogen ist in Halshöhe. Die Hände entspannt lassen.

Nr. 18: Drehung und den Gegner mit der Faust treffen

(Turn and Strike Opponent with Fist)

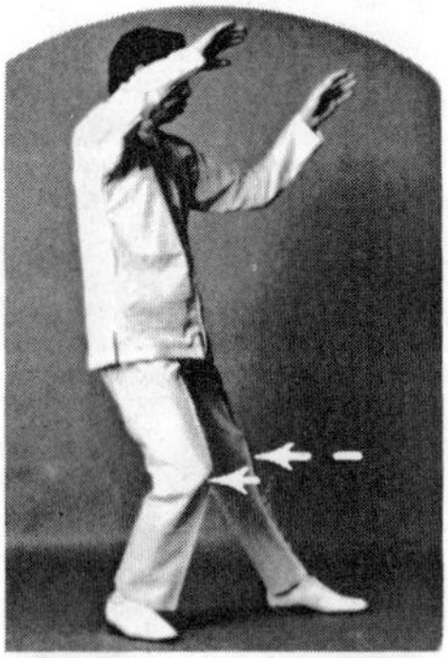

R-100 L-00

1. Das ganze Gewicht auf rechts verlagern.

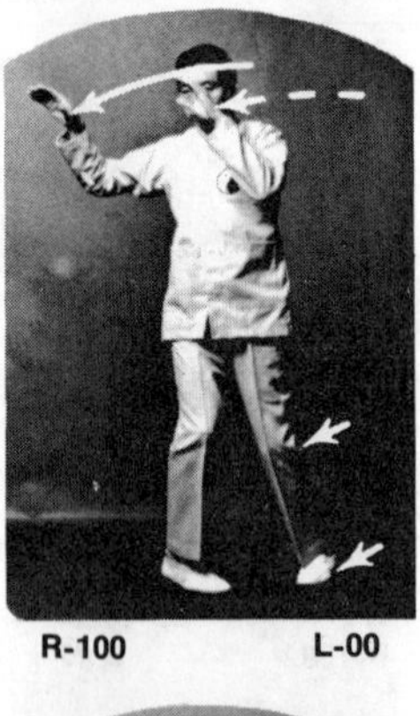

R-100 L-00

2. Den Rumpf nach N drehen. Der linke Fuß dreht sich auf der Ferse mit, über N hinaus, und zeigt in Richtung NO.
Die Hände schwenken am Gesicht vorbei in Richtung O, bis beide Unterarme schräg nach oben zeigen. Die Unterarme bewegen sich etwa parallel.

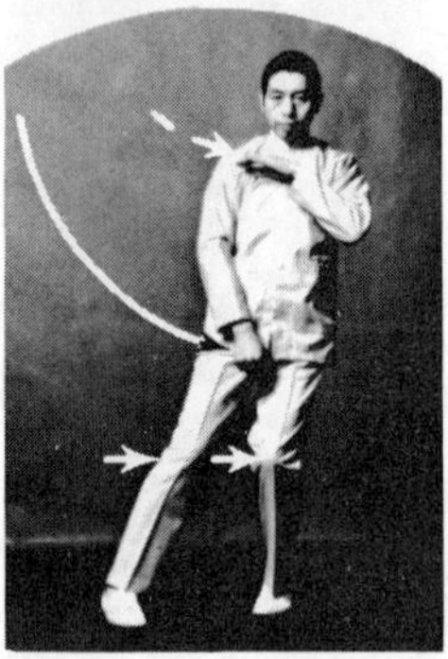

R-00 L-100

3. Das ganze Gewicht auf links verlagern.
Die rechte Hand sinkt im Bogen vor die rechte Leiste, sie bildet eine Faust mit dem Handrücken nach vorn. Die linke Hand wird vor die rechte Schulter gezogen, mit der Handfläche nach unten.
Den Rumpf ein wenig in Richtung NW drehen.

4. Den Rumpf in Richtung O drehen. Der rechte Fuß dreht sich auf der Ferse nach SO und macht einen kleinen Schritt in Richtung S.
Die rechte Faust steigt (bis auf Brusthöhe), bis der Unterarm senkrecht steht, und schlägt dann nach unten, bis der Unterarm etwa waagrecht nach O zeigt. Handgelenk und Handrücken führen diese Kreisbewegung und zeigen an deren Ende nach unten. (Der Kreis ist größer als der in Nr. 15, Phase 5.)

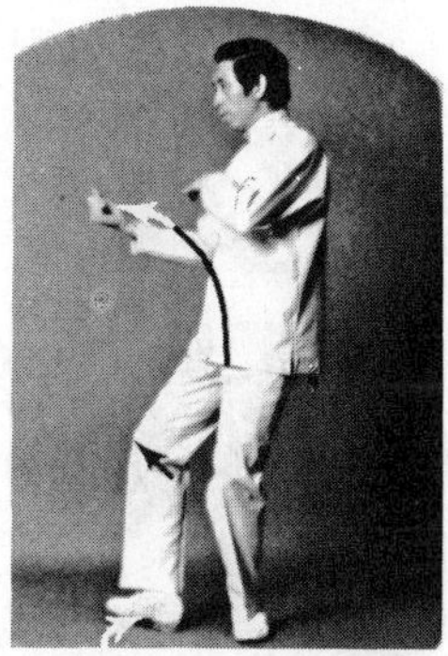

R-00 L-100

5. Das ganze Gewicht auf rechts verlagern. Der linke Fuß macht einen Schritt nach O.
Der rechte Unterarm »bleibt auf der Stelle liegen«, d. h. der Rumpf bewegt sich an ihm vorbei nach vorn, bis die Taille neben dem rechten Unterarm steht. Der linke Unterarm schwenkt horizontal in Brusthöhe nach vorn und zeigt dann nach SO.

Anmerkung:
Zu 4., 5.: Die Schritte so machen, daß sie zur korrekten 70/30-Stellung führen.

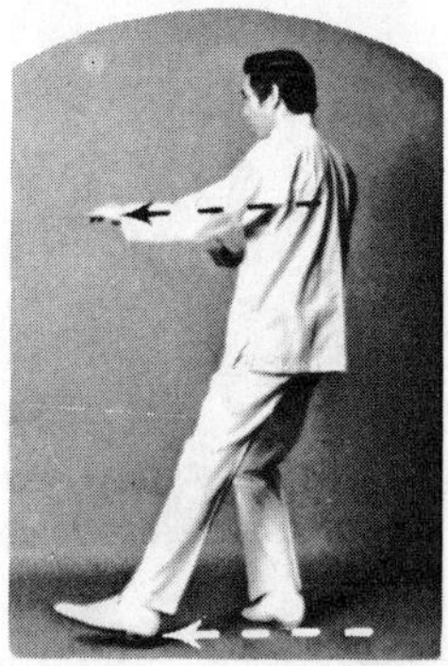

R-100 L-00

6. 70% des Gewichtes auf links verlagern (70/30-Stellung nach O). Den Rumpf nach vorn, zum linken Unterarm hin bewegen, dieser sinkt vor das Sonnengeflecht. Die rechte Faust wird geöffnet und die Hand über den linken Handrücken in Richtung NO geschoben. Die Handfläche zeigt nach oben. Am Ende der Bewegung ist der rechte Ellbogen über der linken Hand. Die rechte Hand ist in Höhe des Brustbeins.

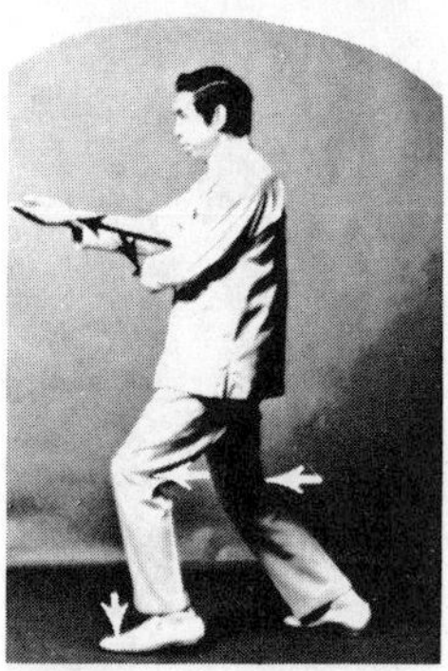

R-30 L-70

Nr. 19: Zurückweichen und stoßen

(Withdraw and Push)

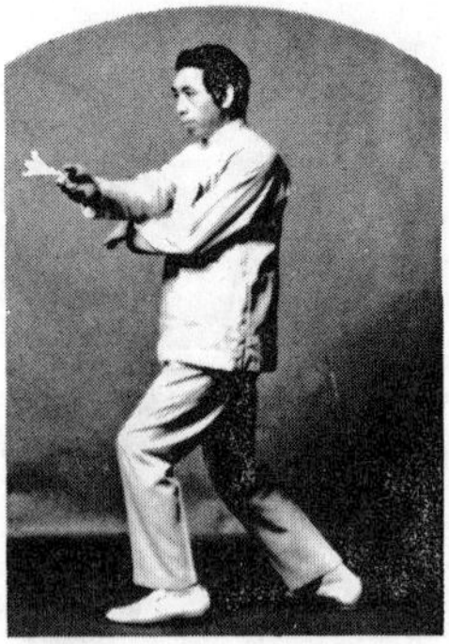

R-30 L-70

1. Den Rumpf ohne Gewichtsverlagerung ein wenig in Richtung NO drehen.
Der rechte Arm streckt sich nach NO.

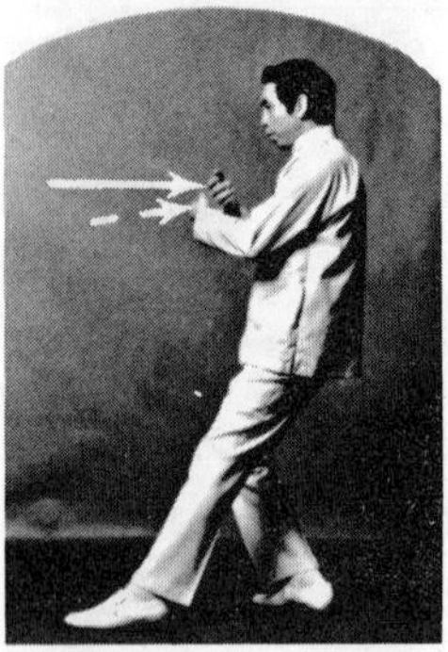

R-100 L-00

2. Das ganze Gewicht auf rechts verlagern.
Der rechte Ellbogen wird zurückgezogen und der linke Unterarm ein kleines Stück angehoben, bis die Unterarme und Hände ein diagonales Kreuz vor der Brust bilden. Das linke Handgelenk ist vor dem rechten, d. h. außen, die Handflächen sind dem Rumpf zugewandt. Die Handgelenke berühren sich nicht.

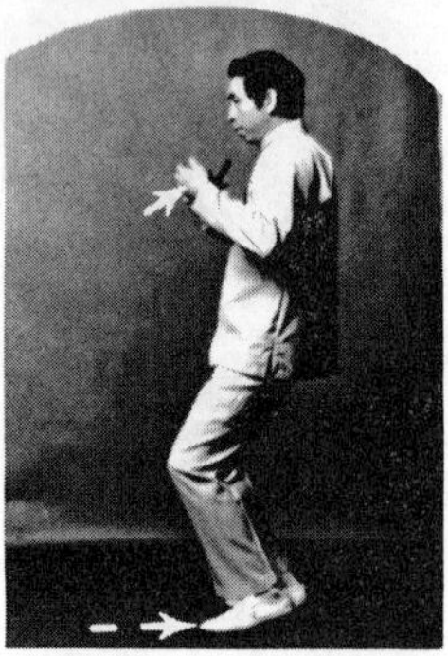

R-100 L-00

3. Den linken Fuß gerade zurücksetzen (nach W) bis auf Höhe des rechten. Der linke Fuß zeigt nach NO. Die Hände werden horizontal auseinandergezogen, bis die Oberarme in einer Linie mit dem Rumpf nach unten hängen.

4. Das ganze Gewicht auf links verlagern. Schritt des rechten Fußes nach O.
Die Handgelenke werden vor die Schultern gezogen. Oberarme nicht zu dicht am Körper.

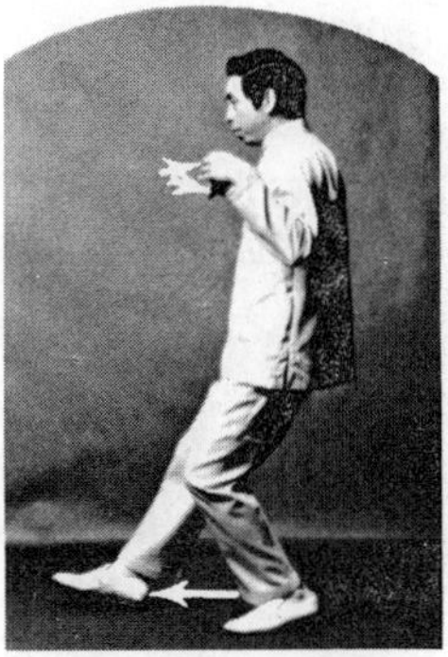

R-00 L-100

5. 70% des Gewichtes auf rechts verlagern (70/30-Stellung nach O). Stoßen nach O (siehe Nr. 7, Phase 2).

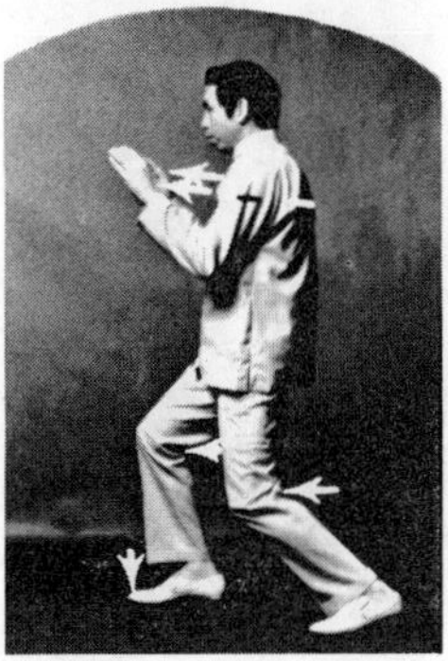

R-70 L-30

Nr. 20: Die Hände kreuzen

(Crossing Hands)

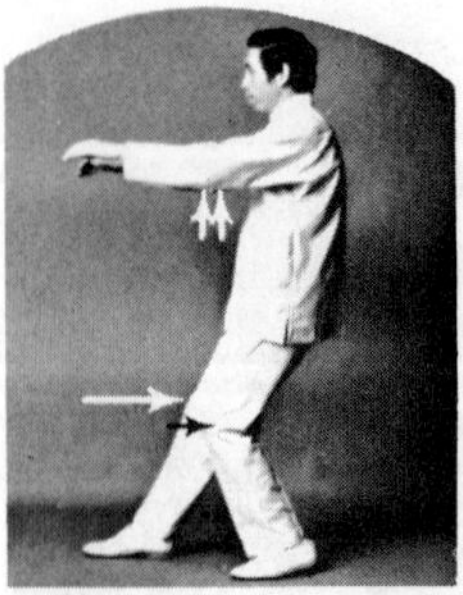

R-00 L-100

1. Das ganze Gewicht auf links verlagern. Die Hände liegen lassen, die Ellbogen heben sich (siehe Nr. 8, Phase 1).

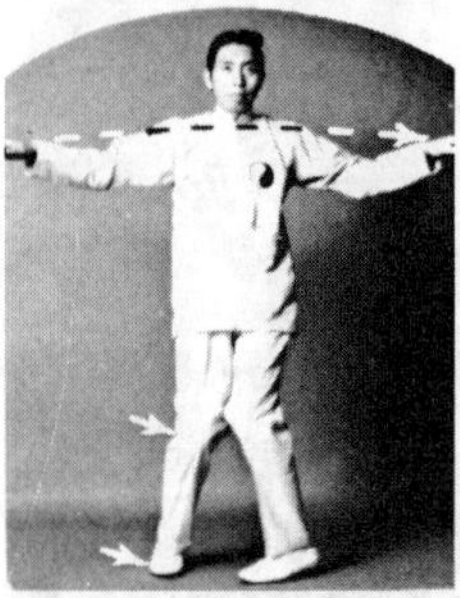

R-00 L-100

2. Den Rumpf nach N drehen. Der rechte Fuß dreht sich auf der Ferse mit. Der rechte Arm bleibt auf der Stelle liegen. Der linke schwenkt horizontal um 180 Grad, bis er nach W zeigt.

Anmerkung:
Arme und Hände entspannen, den rechten Arm nicht starr an seiner Stelle liegen lassen. (Hier macht ein Arm, der rechte, die Rumpfbewegung nicht mit.)

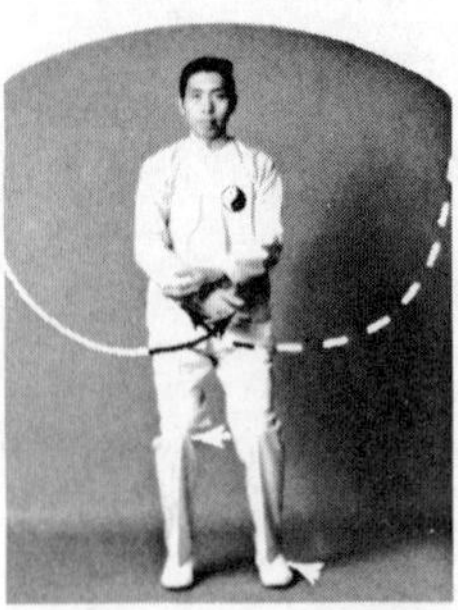

R-100 L-00

3. Das ganze Gewicht auf rechts verlagern. Den linken Fuß zurücknehmen und im Abstand einer Schulterbreite parallel zum rechten aufsetzen. Die Arme fallen im Bogen nach unten. Die Handgelenke kreuzen sich vor dem Tan Tien. Die linke Hand ist außen. Die Handflächen sehen zum Rumpf.

4. 50% des Gewichtes auf links verlagern.
Die Hände steigen auf Schulterhöhe, die Handgelenke voreinander. Jetzt kommt die rechte Hand nach außen.
Die Stellung von Beinen und Rumpf ist die der Grundhaltung.

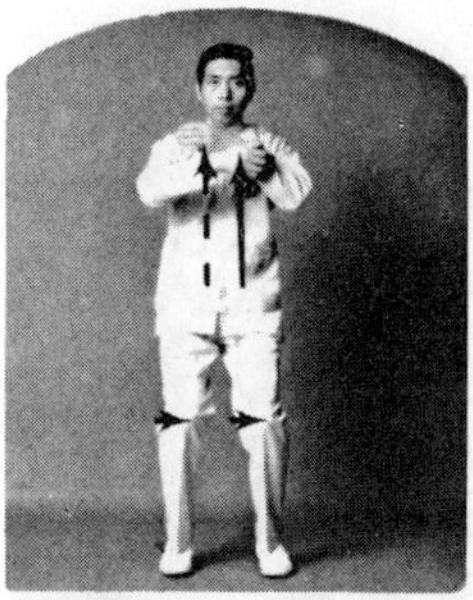

R-50 L-50

Anmerkung:
Zu 3. und 4.: Die linke Handkante berührt die rechte Hand zwischen Handgelenk und Daumen.

Nr. 21: Den Tiger umarmen und zurück auf den Berg

(Embrace the Tiger to Return to the Mountain)

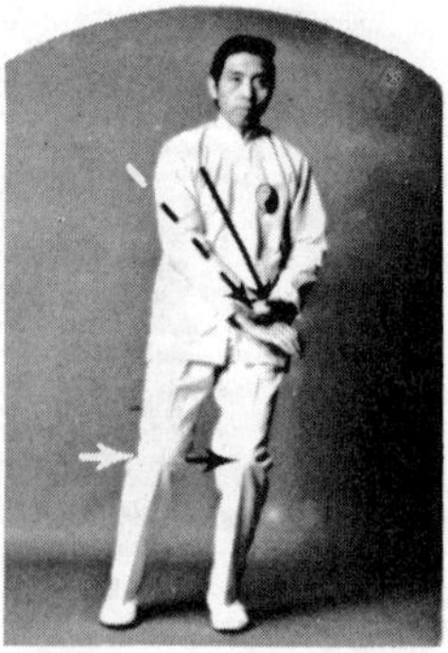

R-00 L-100

1. Das ganze Gewicht auf links verlagern.
Die Hände sinken vor die linke Hüfte. Der linke Handrücken liegt dann auf dem rechten, die linke Handfläche zeigt nach oben, die rechte zum Rumpf.
Arme und Hände berühren den Körper nicht.

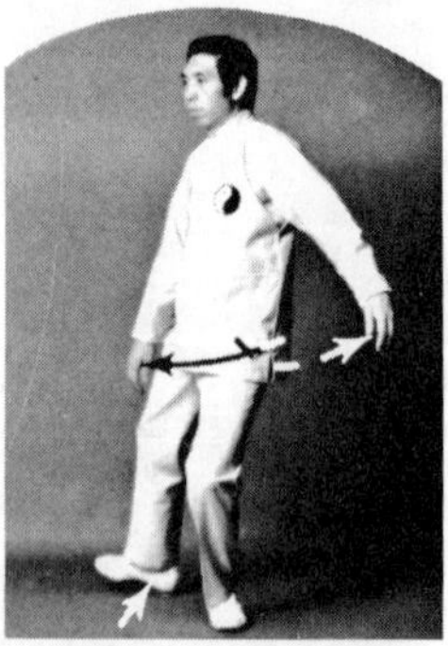

R-00 L-100

2. Schritt des rechten Fußes in Richtung S. Den Fuß dabei so drehen, daß er nach SO zeigt. Den Rumpf in Richtung NO drehen.
Den Schritt anfangs nicht zu groß machen, damit die für die meisten Anfänger unvermeidliche Anspannung in den Beinen nicht zu groß wird und der Rumpf aufrecht gehalten werden kann.
Die rechte Hand geht neben den rechten Oberschenkel, die Handfläche nach hinten gewandt. Die linke Hand fällt am linken Oberschenkel vorbei und beginnt einen Bogen nach oben in Richtung NW.
Der Bogen der linken Hand wird von dem entspannten Handgelenk und dem Handrücken geführt.

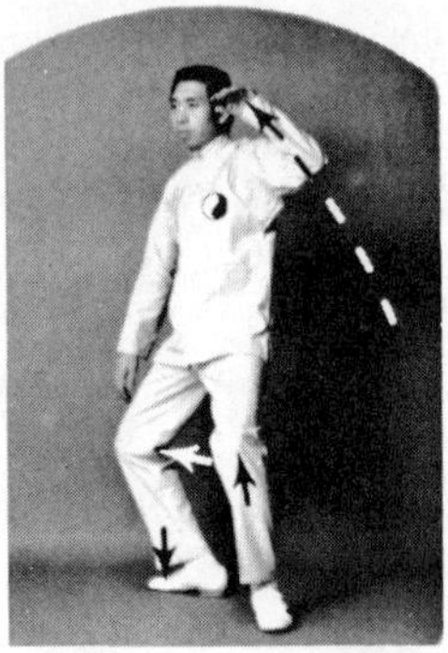

R-70 L-30

3. 70% des Gewichtes auf rechts verlagern.
Die linke Hand setzt ihren Bogen in Richtung SO fort. Der Unterarm knickt ab, die Hand geht neben das linke Ohr.
Den Arm anwinkeln, wenn der Unterarm eine fast waagrechte Position erreicht hat. Der Ellbogen ist hier wieder angehoben.

4. Den Rumpf nach SO drehen. Der linke Fuß dreht sich auf der Ferse mit in Richtung O (diagonale 70/30-Stellung nach SO).
Die linke Hand sinkt in Richtung SO auf Halshöhe. Sie zeigt dann bei geradem Handgelenk schräg nach oben. Unter- und Oberarm bilden etwa einen Winkel von 90 Grad. Die rechte Hand dreht sich neben dem Oberschenkel so, daß sie mit der Handfläche nach oben nach SO zeigt.

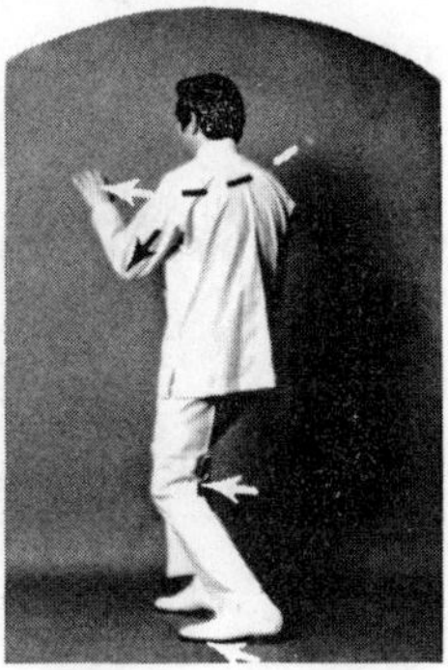

R-70 L-30

Anmerkung:
Den linken Ellbogen sinken lassen. Die Hand sinkt erst und steigt dann wieder etwas, sie wird durch den Luftwiderstand aufgerichtet. Die Schulter nicht mit nach vorn nehmen. Rechten Arm und rechte Hand entspannen und nicht zu dicht am Körper halten.

Nr. 22: Drehen und zurückweichen

(Roll Back)

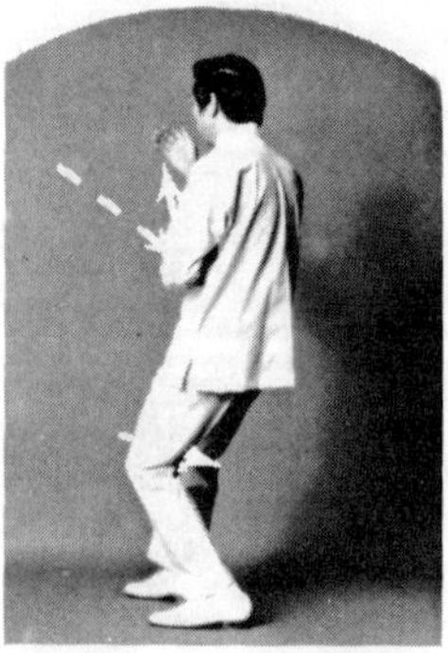

R-00 L-100

1. Das ganze Gewicht auf links verlagern. Der rechte Unterarm kippt nach oben und zeigt in Richtung SO. Der Ellbogen ist dicht am Körper. Das linke Handgelenk geht zum Körper, der Unterarm kommt waagrecht vor den Rumpf. Die Handfläche zeigt zum Rumpf, die Fingerspitzen sind unter dem rechten Ellbogen.

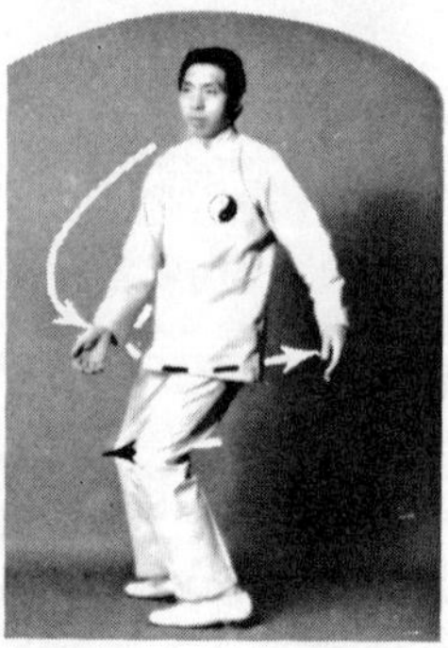

R-00 L-100

2. Wie Nr. 5, Phase 3, doch in diagonaler Richtung, nach SO statt nach O.

Nr. 23: Drücken

(Press)

Wiederholung von Nr. 6, nach SO.

Nr. 24: Stoßen

(Push)

Wiederholung von Nr. 7, nach SO.

Nr. 25: Diagonale Peitsche

(Slanting Single Whip)

Wiederholung von Nr. 8, nach SO bzw. NW. Zu Beginn (Nr. 25, Phase 1) diagonale 70/30-Stellung nach SO, zum Schluß (Phase 7) diagonale 70/30-Stellung nach NW.

Nr. 26: Faust unter Ellbogen

(Looking at the Fist under the Elbow)

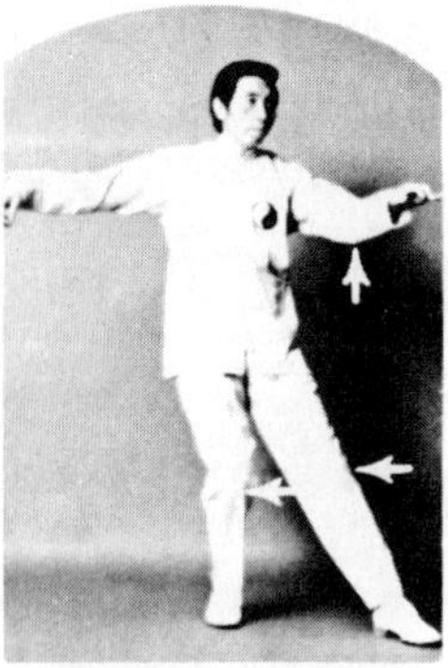

R-100 L-00

1. Das ganze Gewicht auf rechts verlagern.
Die linke Hand bleibt auf der Stelle liegen, der Ellbogen hebt sich: die linke Hand wie »auf Luft« ablegen.

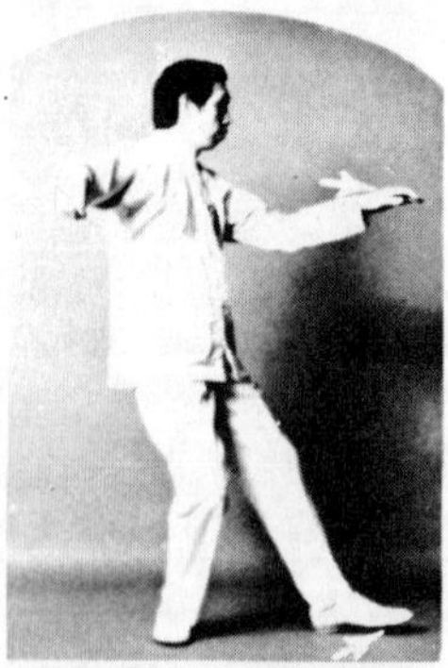

R-100 L-00

2. Den Rumpf in Richtung W drehen. Schritt des linken Fußes nach S vor die rechte Ferse, er zeigt nach W. (»Leerer Schritt« nach W, Winkel zwischen den Füßen 90 Grad.) Der linke Arm bewegt sich mit dem Rumpf und dem Bein, die Hand senkrecht über dem Fuß.

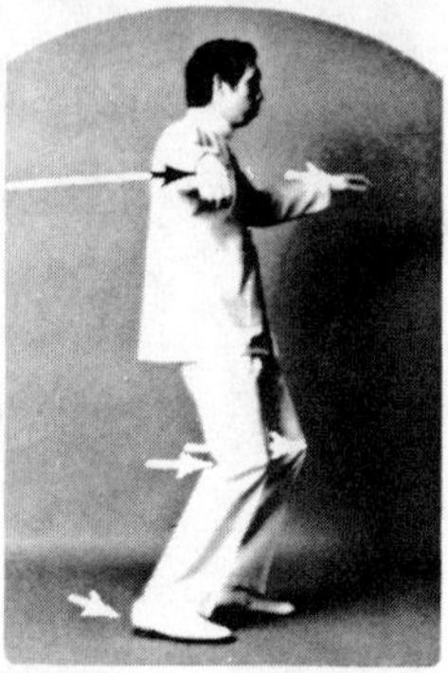

R-00 L-100

3. Das ganze Gewicht auf links verlagern. Schritt des rechten Fußes nach NW. Den Rumpf weiter nach W drehen.
Der linke Arm dreht sich ebenfalls horizontal weiter, bis er in Richtung SW zeigt.

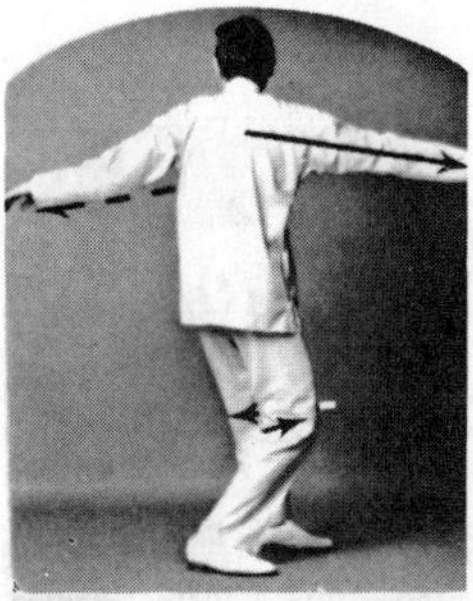

R-100 L-00

4. Das ganze Gewicht auf rechts verlagern. Den Rumpf in Richtung S drehen.
Der rechte Arm mit »Vogelkopf« dreht mit und zeigt nach W. Seit Nr. 25, Phase 4, hat er seine Position zum Rumpf nicht verändert. Der linke Arm zeigt nach O. Den linken Fuß leer stehen lassen.

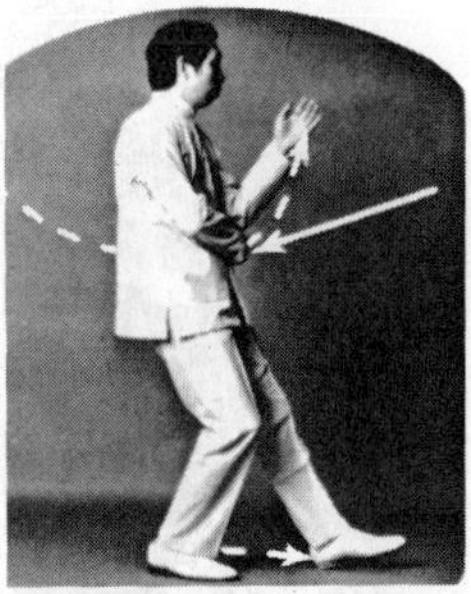

R-100 L-00

5. Den Rumpf in Richtung W drehen. Schritt des linken Fußes in Richtung NW vor die Ferse des rechten. Er wird auf der Ferse aufgesetzt und zeigt nach W (»leerer Schritt« nach W).
Der linke Arm knickt ab, der Unterarm fällt nach unten. Dann sinkt der Ellbogen und schiebt den Unterarm am Körper vorbei in Richtung W, bis Hand und Unterarm in einer Linie schräg nach oben zeigen und der Ellbogen nach unten. Die linke Hand ist etwa in Schulterhöhe, Handfläche nach N. Die rechte Hand öffnet den »Vogelkopf« und bildet eine Faust. Der rechte Unterarm sinkt waagrecht vor den Rumpf. Die Faust ist unter dem linken Ellbogen; Handrücken nach vorn.

Anmerkung:
Wenn der Ellbogen sich senkt, das linke Handgelenk abknicken und die Hand hinter dem Rücken vorbei nach vorn führen. Die linke Hand »wischt« mit dem Handrücken sozusagen die Taille aus, ohne zu berühren. Die Hand erst vor dem Rumpf wieder aufrichten. Linker Ellbogen und rechte Faust berühren sich nicht.

Nr. 27: Schritt zurück und den Affen verjagen

(Step Back to Drive the Monkey Away)

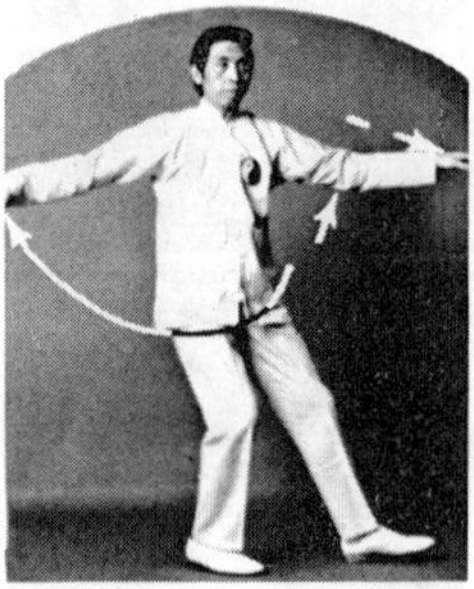

R-100 L-00

1. Den Rumpf in Richtung N drehen. Der linke Fuß dreht sich auf der Ferse mit in Richtung NW.
Die rechte Faust öffnet sich. Der rechte Arm fällt nach unten und steigt dann im Bogen fast gestreckt in Richtung O bis in fast waagrechte Position. Der linke Arm wird in Richtung W gestreckt, die Handfläche nach unten.
Das rechte Handgelenk ist entspannt und führt die Armbewegung.

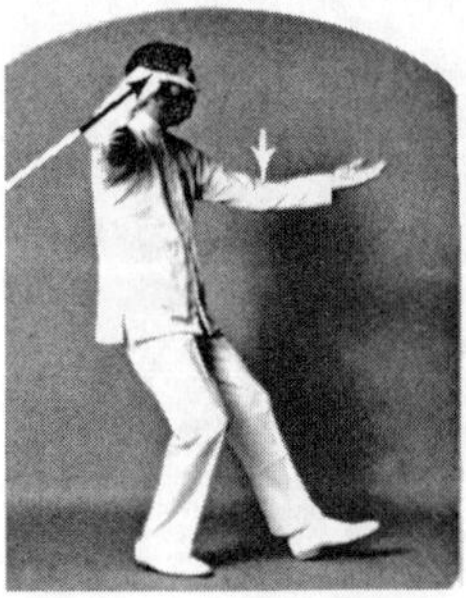

R-100 L-00

2. Den Rumpf in Richtung W drehen.
Der rechte Arm knickt ab, und das Handgelenk geht zum rechten Ohr. Die linke Handfläche wird nach oben gedreht. Der rechte Arm bewegt sich wie in Nr. 12, Phase 2.

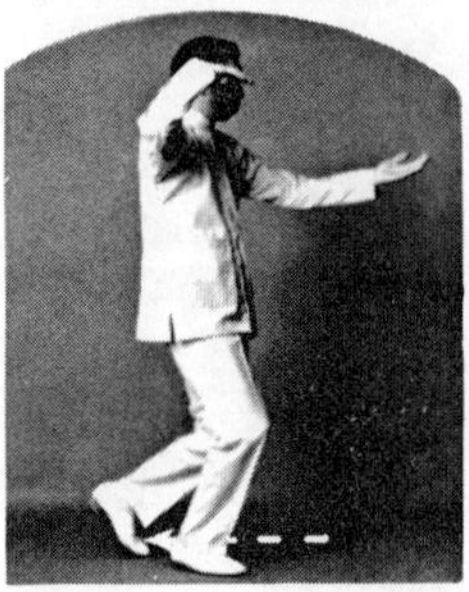

R-100 L-00

3. Schritt des linken Fußes nach SO. Er zeigt nach W.

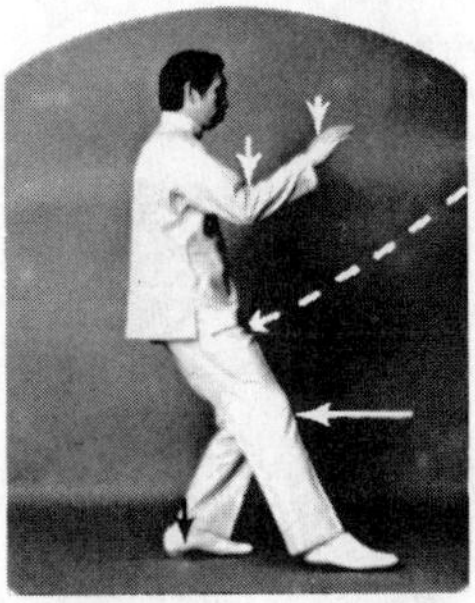

R-00 L-100

4. Das ganze Gewicht auf links verlagern. Den rechten Fuß auf der Ferse in Richtung W eindrehen.
Die linke Hand sinkt neben das linke Hüftgelenk, die Handfläche zeigt weiter nach oben. Der rechte Ellbogen sinkt, bis die Hand in Halshöhe ist. Der Luftwiderstand richtet die Hand auf, Unterarm und Hand zeigen in einer Linie schräg nach oben nach W.

Anmerkung:
Die rechte Hand sinkt erst und steigt dann wieder ein wenig.
Zu 3., 4.: Bei diesem Schritt haben die Füße in der N-S-Achse etwa schulterbreiten Abstand.

Nr. 28: Fliegen in der Diagonalen

(Diagonal Flying Posture)

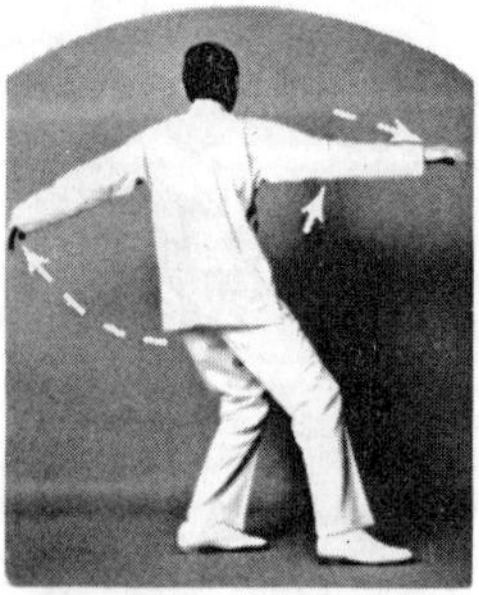

R-00 L-100

1. Den Rumpf in Richtung S drehen.
Der linke Arm steigt im Bogen in Richtung O. Der rechte streckt sich in Richtung W. Das entspannte Handgelenk führt die Bewegung des linken Armes.

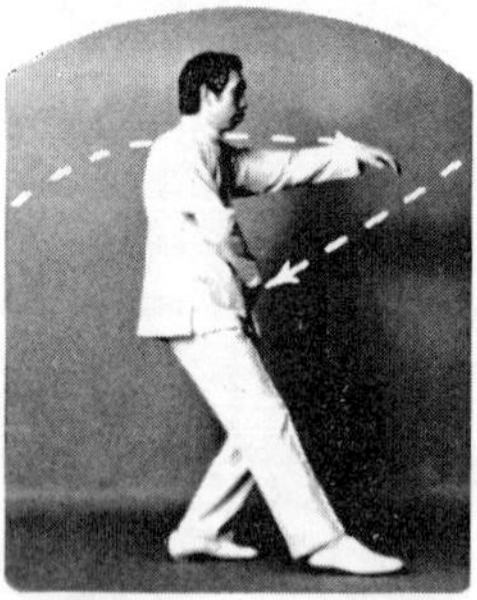

R-00 L-100

2. Den Rumpf nach W drehen.
Der gestreckte linke Arm schwenkt horizontal nach O. Die rechte Hand sinkt vor die linke Hüfte, Handfläche zum Rumpf. Der rechte Arm ist dicht am Körper, liegt aber nicht an.

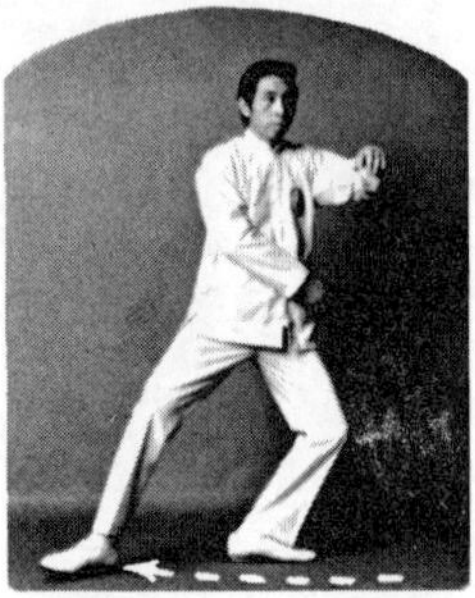

R-00 L-100

3. Den Rumpf in Richtung NW drehen. Schritt des rechten Fußes in Richtung O. Er dreht sich und wird nach NO zeigend aufgesetzt.
Die Arme verändern ihre Position zum Rumpf nicht. Der linke Arm dreht sich mit, knickt etwas ab und zeigt in Richtung NW. Den Schritt mit der Zeit so groß machen, daß der Abstand zwischen den Füßen in der O-W-Achse etwas mehr als schulterbreit ist.

4. 70% des Gewichtes auf rechts verlagern. Den Rumpf nach NO drehen. Der linke Fuß dreht sich auf der Ferse mit in Richtung N (diagonale 70/30-Stellung nach NO).
Die rechte Hand steigt schräg nach vorn – sie »fliegt diagonal« – bis auf Brusthöhe. Die linke Hand sinkt gerade nach unten neben den linken Oberschenkel. Handgelenk und Handrücken führen die Bewegung des rechten Armes. Die Handfläche ist halb nach oben gedreht. Der rechte Oberarm ist über dem rechten Oberschenkel.

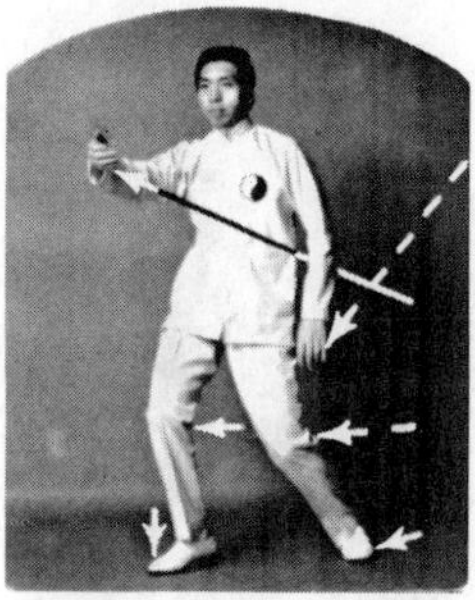
R-70 L-30

Nr. 29: Wolkenhände

(Waving Hands in the Clouds)

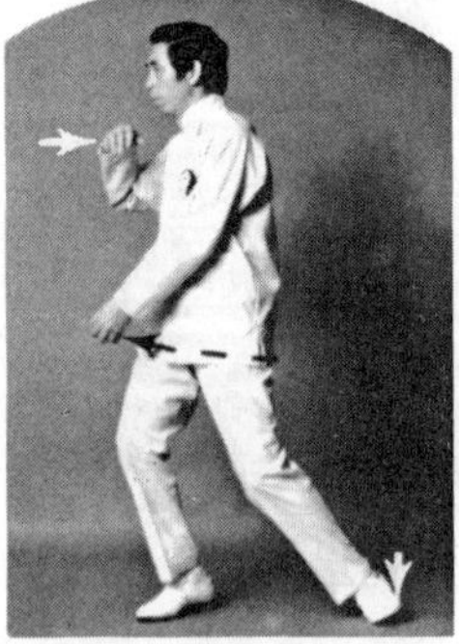

R-100 L-00

1. Das ganze Gewicht auf rechts verlagern. Den Rumpf in Richtung O drehen. Kleiner Schritt des linken Fußes nach N. Fuß mit der Innenkante aufsetzen.
Der rechte Arm wird angewinkelt, die Hand kommt vor das Brustbein. Die linke Hand »schwingt« unter die rechte in Höhe des Tan Tien. Die Hände sind zueinander gekehrt.
Das rechte Handgelenk entspannen. Ellbogen zeigt nach unten. Die linke Hand ist so entspannt, daß die Handfläche halb nach oben, halb zum Rumpf zeigt.

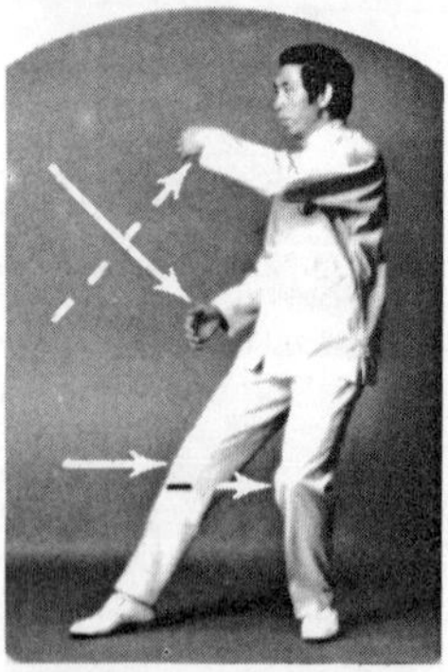

R-00 L-100

2. Das ganze Gewicht auf links verlagern.
Die linke Hand steigt auf Halshöhe. Die rechte sinkt vor den Tan Tien. Beide Handflächen sehen zum Rumpf. Die linke Hand ist innen, d. h. näher zum Körper.

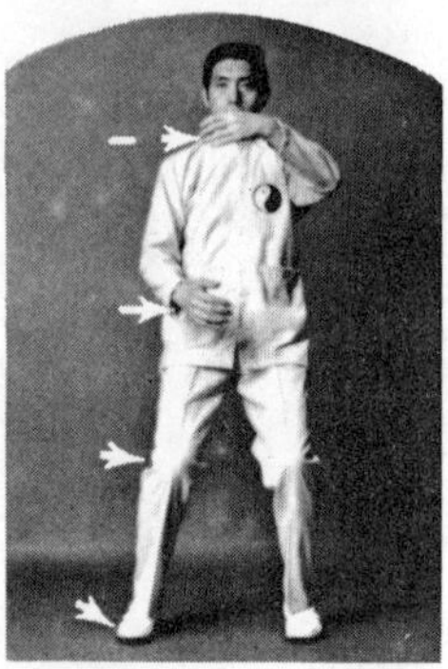

R-00 L-100

3. Den Rumpf nach N drehen. Der rechte Fuß dreht sich auf der Ferse mit nach N, die Füße stehen nun parallel. Die Arme verändern ihre Position zum Rumpf nicht.

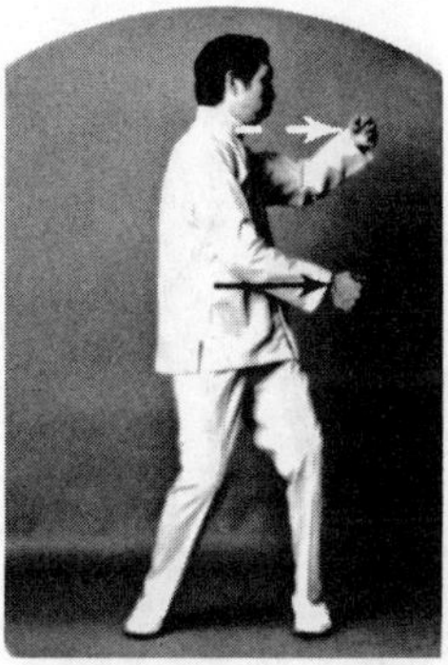

R-00 L-100

4. Den Rumpf in Richtung W drehen, so weit es geht, die Füße aber entspannt am Boden lassen. Die Arme bleiben unverändert.

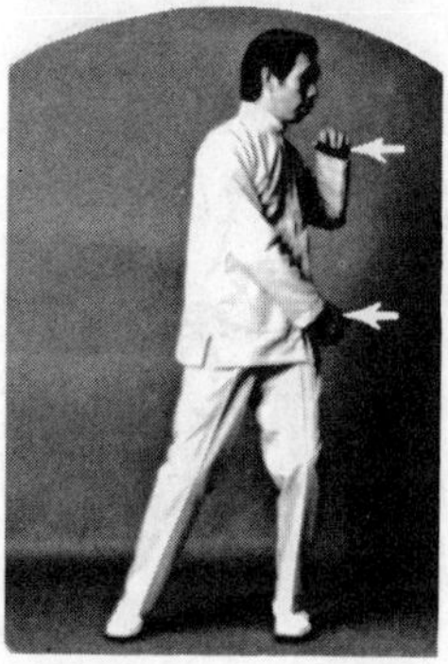

R-00 L-100

5. Die Hände werden ein wenig an den Rumpf herangezogen und so gedreht, daß sie sich ansehen. Das Gewicht ganz auf links lassen. Hände so entspannen wie in Phase 1.

Nr. 30: Peitsche

(Single Whip)

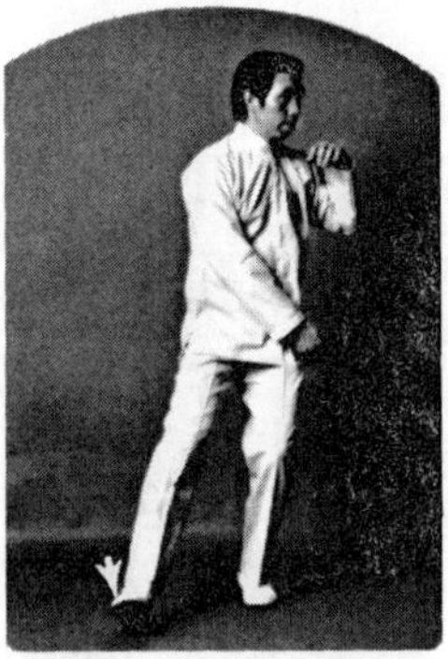

R-00 L-100

1. Schritt des rechten Fußes nach N.

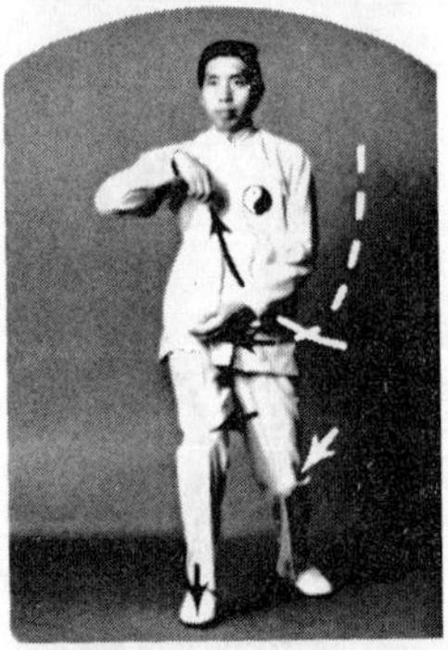

R-100 L-00

2. Das ganze Gewicht auf rechts verlagern. Den Rumpf in Richtung NO drehen. Den linken Fuß stehen lassen.
Der rechte Arm wird angewinkelt, die Hand steigt vor die rechte Schulter und bildet einen »Vogelkopf«. Die linke Hand sinkt im Bogen vor die rechte Hüfte.

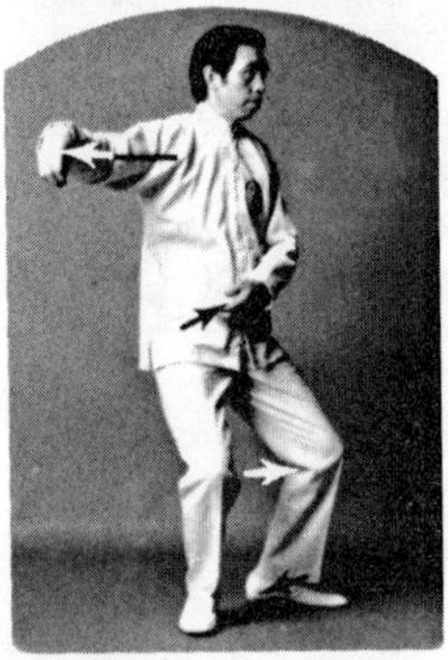

R-100 L-00

3. Den Rumpf nach NW drehen. Der linke Fuß dreht sich auf den Zehen mit in Richtung W. Der »Vogelkopf« wird herausgeschleudert (siehe Nr. 8, Phase 4).

4. Schritt des linken Fußes nach W.
Darauf achten, daß der schulterbreite Abstand für die 70/30-Stellung nach W erreicht wird. Ist der Schritt in Phase 1 zu kurz, muß der Schritt in Phase 4 nach SW gehen. Dieser Schritt in Phase 4 kann wegen der folgenden Bewegungsform »Ducken« später etwas länger als üblich sein.

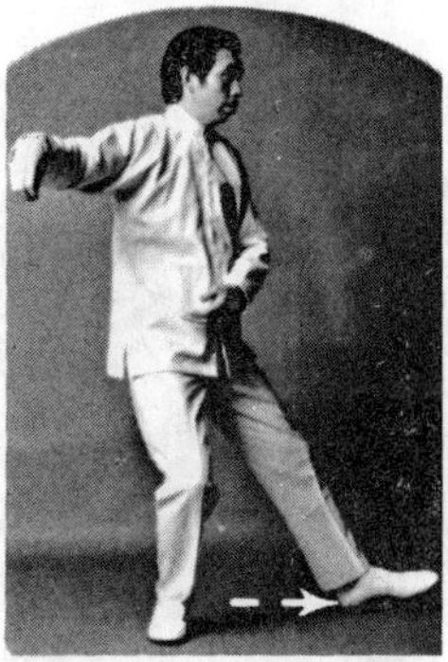

R-100 L-00

5. Wie Nr. 8, Phase 6:
70% des Gewichtes auf links verlagern. Den Rumpf in Richtung W drehen. Der linke Unterarm wird aufgerichtet, so daß er schräg nach oben in Richtung W zeigt und die Handfläche dem Gesicht zugewandt ist.
Die Drehung des linken Unterarms kommt aus der Rumpfbewegung, er dreht sich im Ellbogengelenk und kippt in aufrechte Stellung.

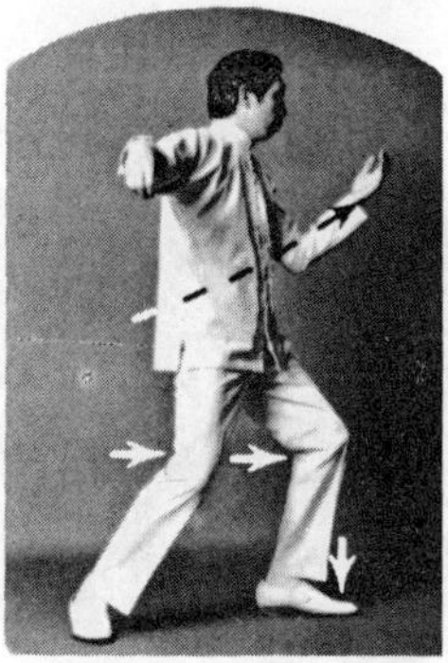

R-30 L-70

6. Wie Nr. 8, Phase 7:
Den Rumpf ganz nach W drehen. Der rechte Fuß wird auf der Ferse in Richtung NW eingedreht (70/30-Stellung nach W). Die linke Handfläche nach vorn drehen, etwa in Halshöhe. Der rechte Arm wird so mitbewegt, daß er seine in Phase 4 eingenommene Position zum Rumpf nicht verändert und nun nach N zeigt.

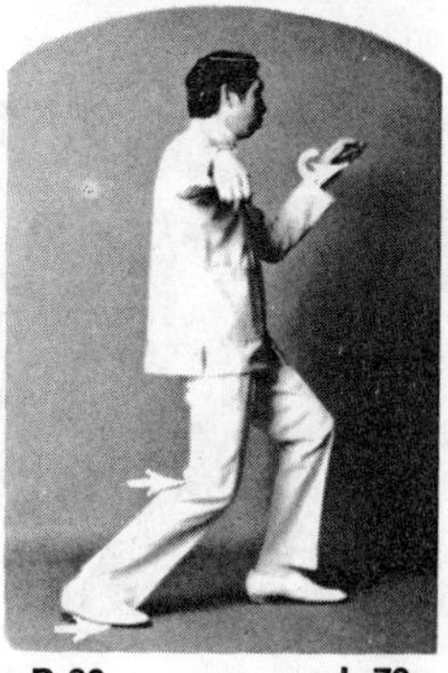

R-30 L-70

Nr. 31: Ducken

(Squatting Down)

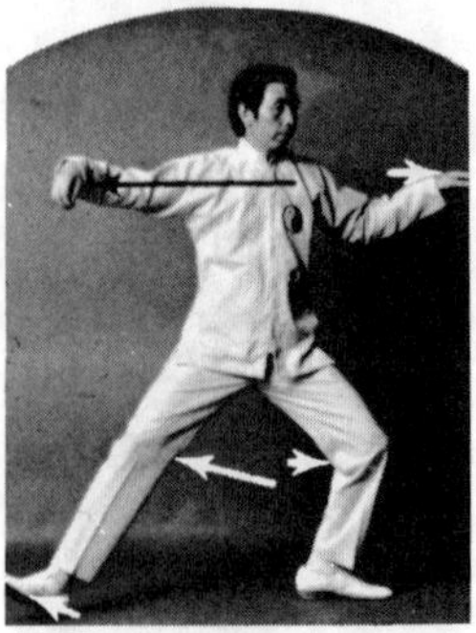

R-20 L-80

1. Das Gewicht ein wenig mehr auf links verlagern, etwa zu 80%. Den Rumpf in Richtung NW drehen. Der rechte Fuß dreht sich auf der Ferse nach NO.
Der linke Arm streckt sich ein wenig nach W.

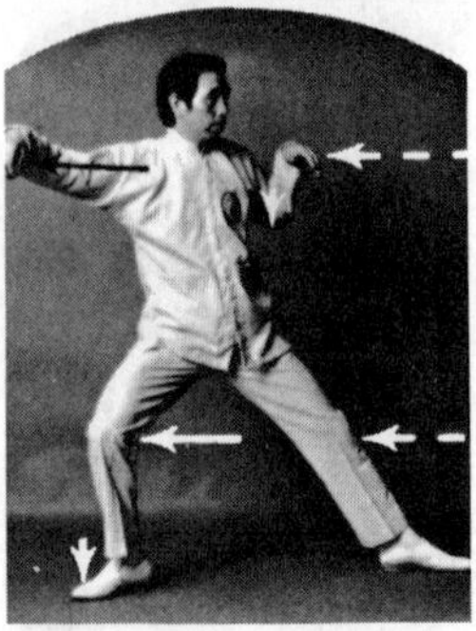

R-80 L-20

2. 80% des Gewichts auf rechts verlagern.
Der linke Arm wird angewinkelt: Der Ellbogen sinkt, das entspannte Handgelenk geht zur Schulter.

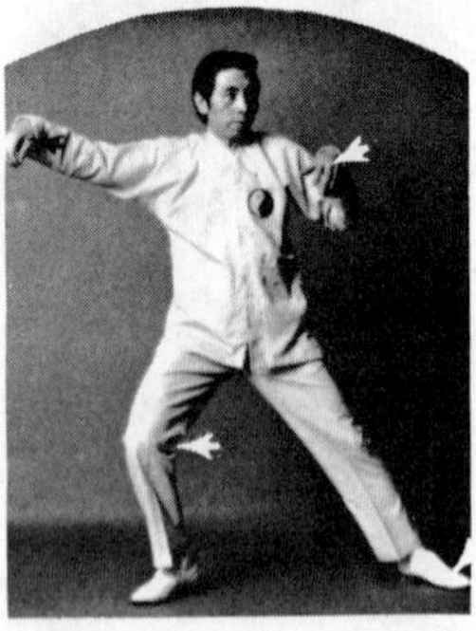

R-80 L-20

3. Den Rumpf in Richtung N drehen. Der linke Fuß dreht sich auf der Ferse in Richtung NW. Die linke Hand fällt, so daß die Finger schräg nach unten in Richtung N zeigen.

4. Den Rumpf nach unten beugen, und zwar nicht direkt nach N, sondern bereits ein wenig nach NW drehen. (Die Drehbewegung von Nr. 32, Phase 1, schon vorbereiten.) Den Kopf nicht fallen lassen.
Die linke Hand fällt senkrecht nach unten, Handfläche nach O.

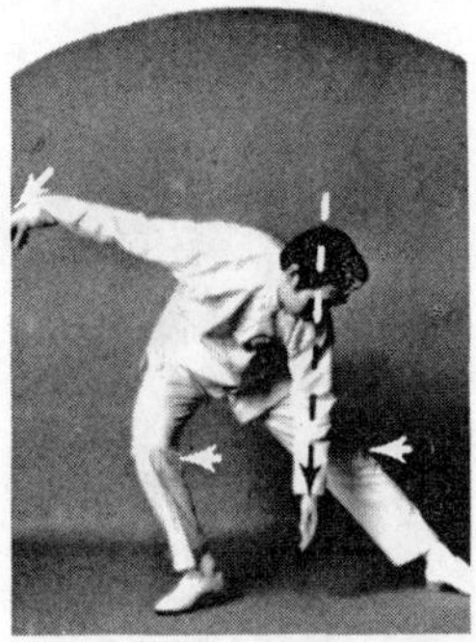
R-80 L-20

Anmerkung:
Zu 1.–4: Der rechte Arm verändert seine Position im Verhältnis zum Rumpf nicht, wird aber nicht starr gehalten, sondern folgt entspannt den Rumpfbewegungen.

Nr. 32: Der goldene Fasan steht auf einem Bein (links)

(The Golden Pheasant Stands on One Leg)

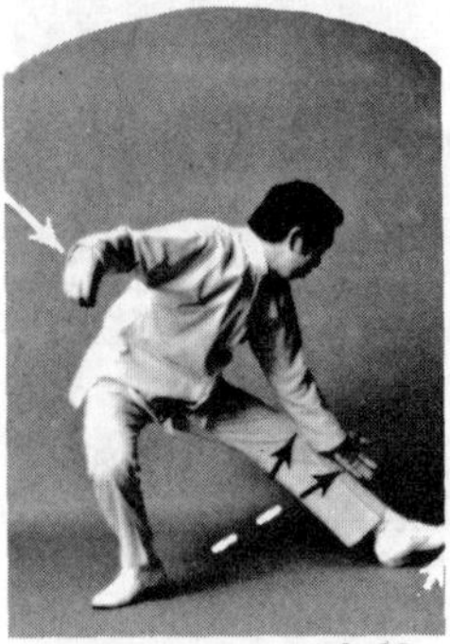

R-80 L-20

1. Den Rumpf in Richtung NW drehen. Der linke Fuß dreht sich auf der Ferse in Richtung SW. Der linke Arm beginnt, fast gestreckt, in Richtung SW zu steigen: Der linke Handrücken geht neben die linke Wade.
Die Drehung nicht mit dem Oberkörper, sondern mit der Hüfte ausführen. Der rechte Arm verändert seine Position zum Rumpf nicht, macht die Bewegung entspannt mit.

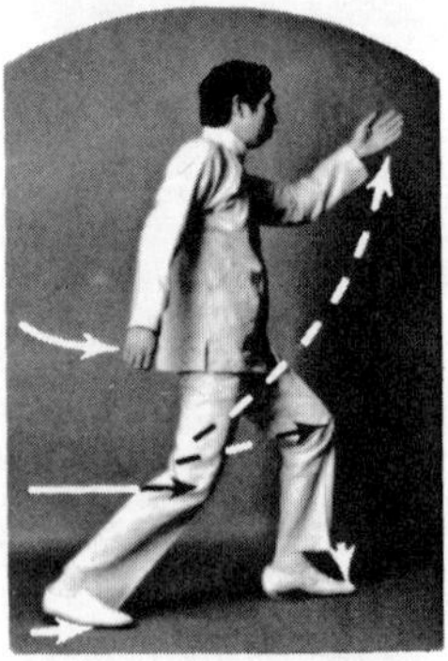

R-20 L-80

2. 80% des Gewichtes auf links verlagern. Den Rumpf in Richtung W aufrichten. Der rechte Fuß dreht sich auf der Ferse mit in Richtung NW.
Der rechte Arm sinkt, bis er entspannt herabhängt. Die rechte Hand öffnet den »Vogelkopf« und hängt dann etwas hinter der rechten Hüfte. Der linke Arm steigt weiter über dem linken Bein, bis der Unterarm in einer Linie mit der Hand schräg nach oben zeigt. Die Hand ist etwa in Halshöhe, die Handfläche sieht nach rechts.

Anmerkung:
Fußstellung ähnlich wie die 70/30-Stellung, der Schritt ist jedoch größer, und der linke Fuß zeigt nicht nach W, sondern nach SW. Das Handgelenk führt die Bewegung des linken Armes, Daumen nach oben.
Von Nr. 31, Phase 1, bis Nr. 32, Phase 2, den Rumpf nicht auf- und abbewegen, sondern auf einer Ebene lasen.

3. Das ganze Gewicht auf links verlagern. Den rechten Oberschenkel in waagrechte Position heben. Er zeigt nach W, Unterschenkel und Fuß hängen entspannt nach unten.
Der linke Unterarm kippt in Richtung N waagrecht vor den Rumpf. Der rechte Unterarm wird auf gleiche Höhe gehoben, zwischen den linken und die Brust. Beide Handrücken zeigen nach oben (siehe Nr. 34, Phase 1). Die linke Hand sinkt weiter neben den linken Oberschenkel, der Arm hängt entspannt herab. Der rechte Unterarm kippt nach oben, bis er in einer Linie mit der Hand schräg nach oben – nach W – zeigt. Der rechte Ellbogen ist über dem rechten Oberschenkel. Der Winkel zwischen Ober- und Unterarm ist etwa 90 Grad.

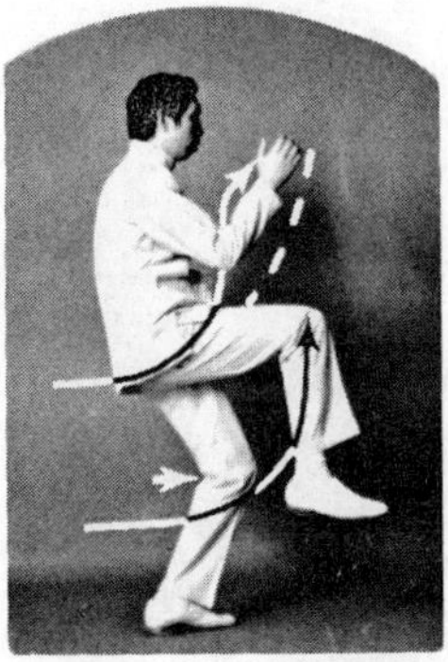

R-00 L-100

Nr. 33: Der goldene Fasan steht auf einem Bein (rechts)

(The Golden Pheasant Stands on One Leg)

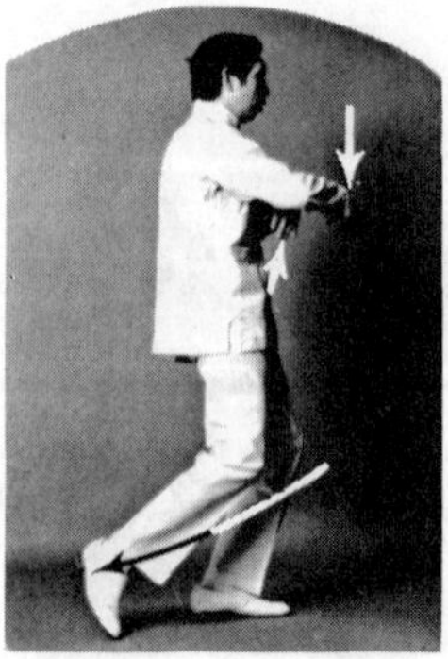

R-00 L-100

1. Der rechte Fuß macht einen Schritt in Richtung O, die Zehen zeigen nach NW.
Der rechte Unterarm kippt in Richtung S wieder waagrecht vor den Rumpf. Der linke wird auf gleiche Höhe gehoben, zwischen den rechten und die Brust. Beide Handrücken zeigen nach oben.

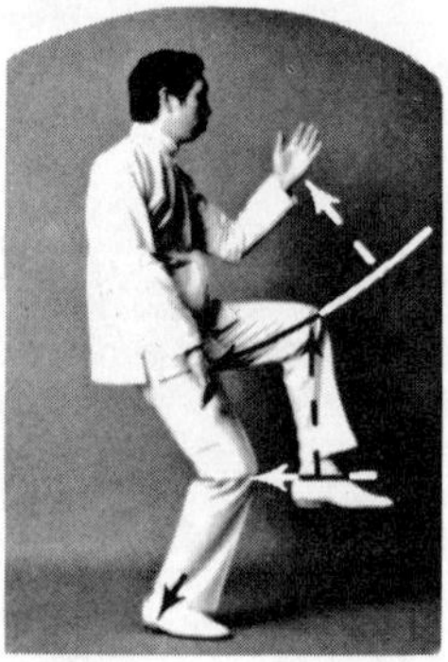

R-100 L-00

2. Das ganze Gewicht auf rechts verlagern. Den linken Oberschenkel in waagrechte Position heben. Er zeigt nach W, Unterschenkel und Fuß hängen entspannt nach unten.
Der linke Unterarm kippt nach oben, bis er in einer Linie mit der Hand schräg nach oben – nach W – zeigt. Die rechte Hand sinkt neben den rechten Oberschenkel.

Anmerkung:
Diese Form ist symmetrisch zu Nr. 32, Phase 3.
Zur Armbewegung: Der steigende Arm ist innen, d. h. näher am Körper.
Zur Beinhaltung: Der waagrechte Oberschenkel zeigt genau nach W (wie der rechte in Nr. 32, Phase 3).

Nr. 34: Den rechten Fuß abspreizen

(Separate the Right Foot)

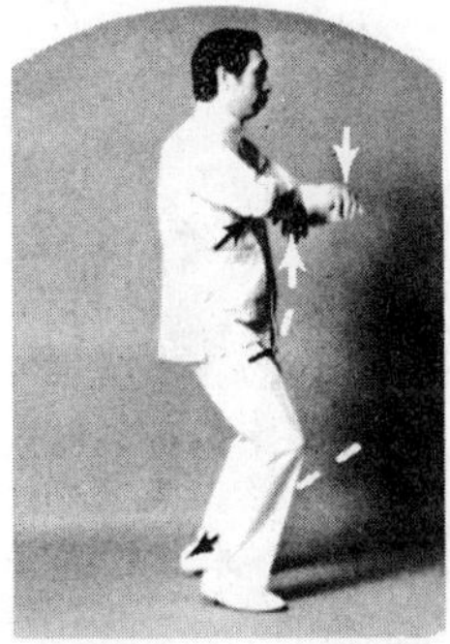

R-100 L-00

1. Schritt des linken Fußes nach SO. Er wird neben dem rechten aufgesetzt und zeigt nach SW. Die Innenkante zuerst aufsetzen. Abstand der Füße etwa schulterbreit.
Der rechte Unterarm wird waagrecht vor die Brust gehoben. Der linke kippt vor den rechten (symmetrische Bewegung zu Nr. 33, Phase 1).

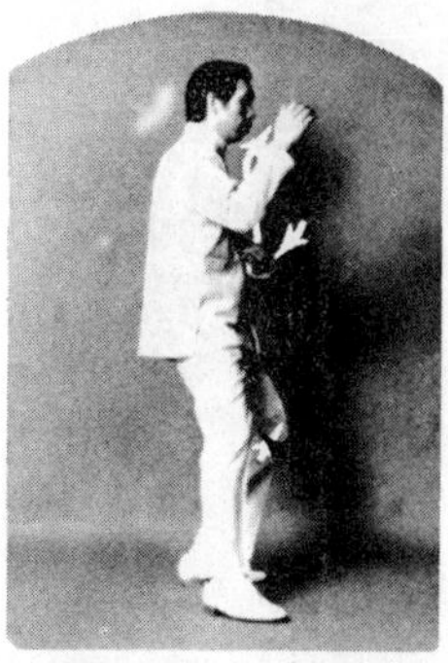

R-00 L-100

2. Das Gewicht ganz auf links verlagern.
Der rechte Unterarm kippt nach oben, bis er steil in Richtung W zeigt. Die Handfläche sieht nach links. Der linke Unterarm sinkt nah an den Rumpf, Handfläche zum Rumpf. Die Fingerspitzen sind unter dem rechten Ellbogen.

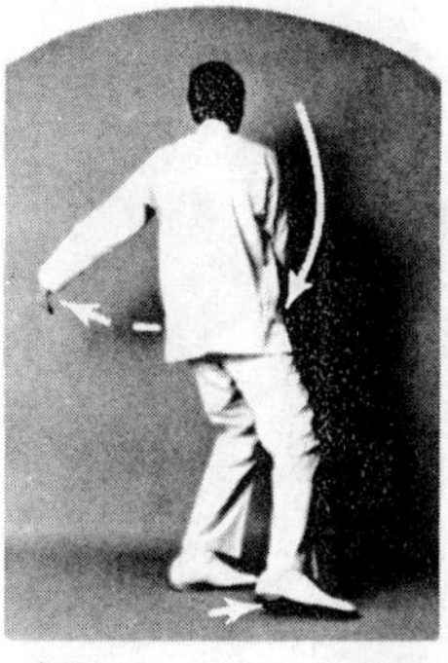

R-00 L-100

3. Den Rumpf in Richtung S drehen. Der rechte Fuß macht einen kleinen Schritt in Richtung SW. Er steht im rechten Winkel vor dem linken, wird auf den Zehen aufgesetzt und dreht in Richtung W.
Die Arme beginnen eine Kreisbewegung: Beide Unterarme fallen nach unten. Die rechte Hand kommt vor die rechte Leiste, die linke schwingt am Körper vorbei in Richtung O.

Anmerkung:
Zu 2., 3.: Die Armbewegung entspricht Nr. 5, Phase 2 und 3.

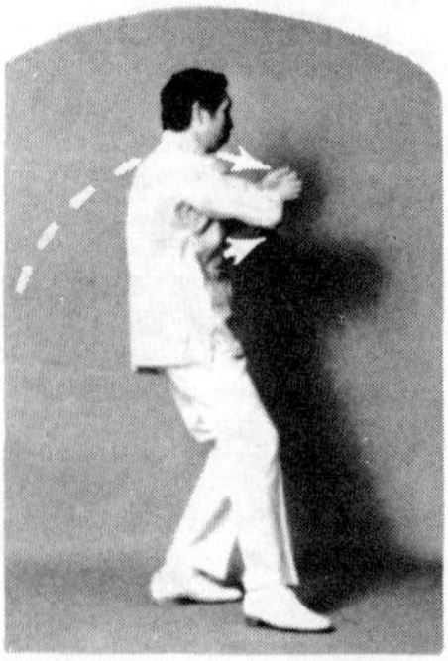

R-00 L-100

4. Den Rumpf in Richtung W drehen. Der rechte Fuß dreht sich auf den Zehen mit, er zeigt nach NW.
Der linke Arm wird angewinkelt. Die linke Hand dreht sich und geht an der Schulter vorbei vor die Brust. Der rechte Unterarm wird angehoben: das linke Handgelenk trifft auf das rechte vor der Brust. Unterarme und Hände bilden ein diagonales Kreuz.
Die Handkante der linken Hand führt die Bewegung. Das Handgelenk knickt nicht ab. Vor der Brust ist das linke Handgelenk auf dem rechten.

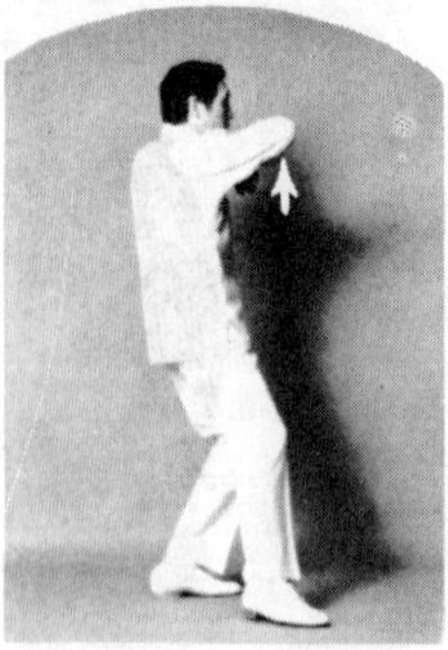

R-00 L-100

5. Beide Ellbogen bis knapp über Schulterhöhe anheben. Hände entspannen, Finger zeigen schräg nach unten.

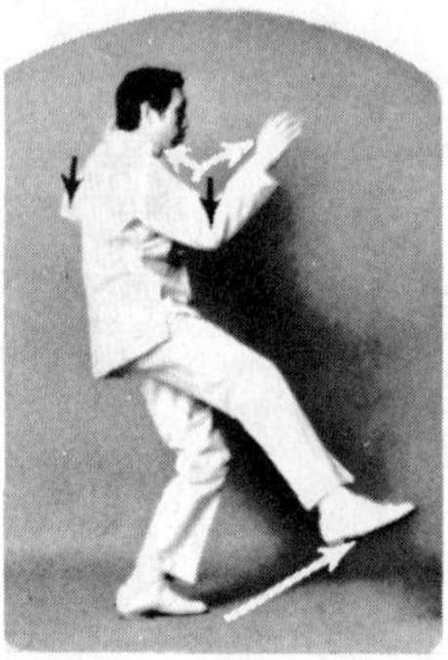

R-00 L-100

6. Das rechte Bein in Richtung NW heben. Der Fuß geht auf halbe Unterschenkelhöhe.
Die Ellbogen senken sich, die Unterarme gehen auseinander, bis beide Unterarme und Hände schräg nach oben zeigen. Der rechte Ellbogen ist über dem rechten Oberschenkel, der Oberarm parallel zum Oberschenkel. Der linke Unterarm zeigt in Richtung SW, die Hand ist neben dem Ohr. Der Winkel zwischen Ober- und Unterarmen ist etwa 90 Grad.
Das Knie führt die Bewegung, Bein und Fuß entspannt lassen.

Anmerkung: Zu 4.–6.: Der Rumpf zeigt nicht genau nach W, sondern ein wenig in Richtung SW.

Nr. 35: Den linken Fuß abspreizen

(Separate the Left Foot)

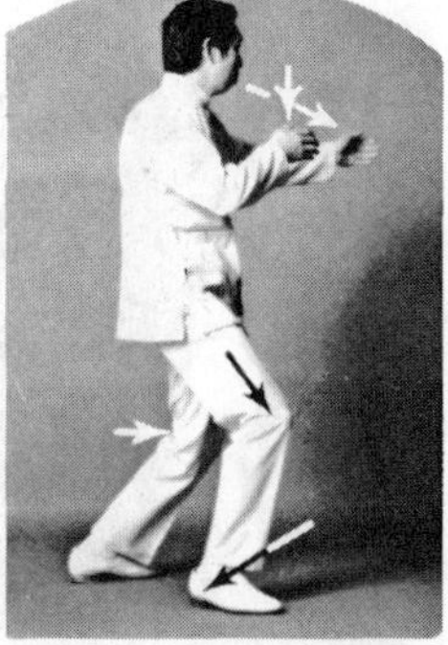

R-70 L-30

1. Den rechten Fuß in Richtung NW aufsetzen. Er steht im Winkel von 90 Grad vor dem linken, der Abstand ist etwas schulterbreit. 70% des Gewichts auf den rechten Fuß verlagern. Das ist keine normale 70/30-Stellung, weil der rechte Fuß senkrecht vor dem linken steht. Der rechte Arm sinkt und schwenkt in Richtung S, die Hand kommt vor die Brust. Der Unterarm zeigt in Richtung SW. Der linke Unterarm sinkt in Richtung SW in waagrechte Position, der Arm ist fast gestreckt. Armhaltung ähnlich Nr. 13, Phase 3.

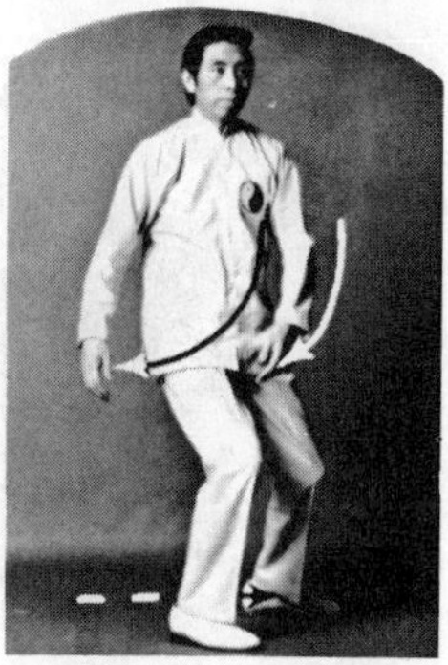

R-100 L-00

2. Den Rumpf in Richtung N drehen. Kleiner Schritt des linken Fußes in Richtung W, im rechten Winkel vor den rechten. Er dreht mit nach W.
Die Arme fallen im Bogen in Richtung NO. Die linke Hand kommt vor die linke Leiste, die rechte steigt weiter in Richtung O.

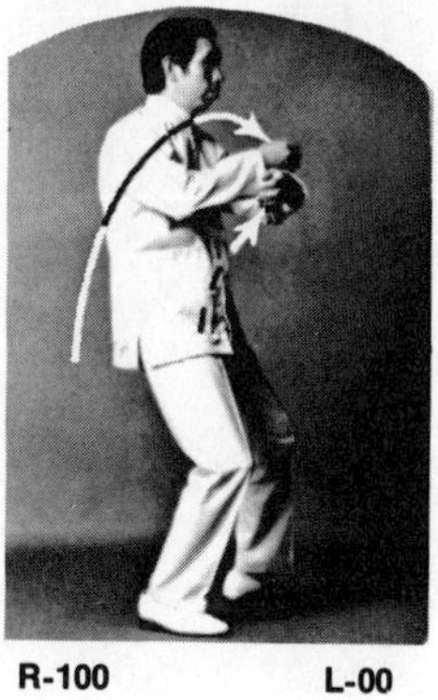

R-100 L-00

3.–5.: Seitenverkehrte Wiederholung von Nr. 34, Phase 4–6. Im Text gilt jetzt links statt rechts, und SO statt SW und SW statt NW.
Zu 2.–5.: Entsprechend Nr. 34, Phasen 3–6.

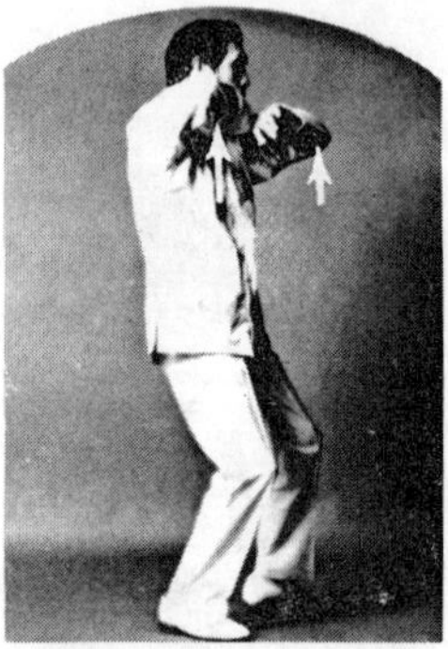

R-100 L-00

4. Beide Ellbogen bis knapp über Schulterhöhe anheben. Hände entspannen, Finger zeigen schräg nach unten.

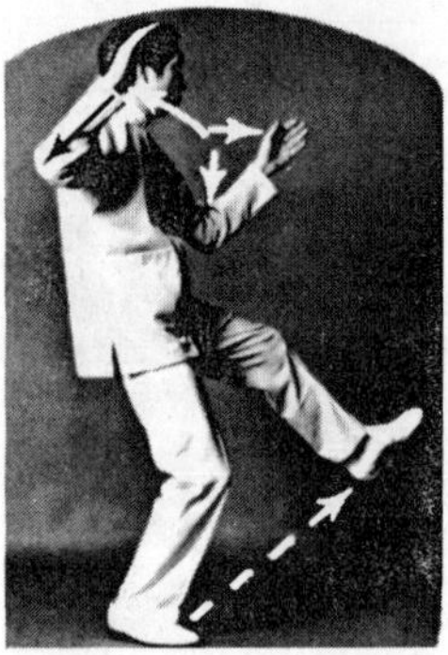

R-100 L-00

5. Das linke Bein in Richtung NW heben. Der Fuß geht auf halbe Unterschenkelhöhe.
Die Ellbogen senken sich, die Unterarme gehen auseinander, bis beide Unterarme und Hände schräg nach oben zeigen. Der linke Ellbogen ist über dem linken Oberschenkel, der Oberarm parallel zum Oberschenkel. Der rechte Unterarm zeigt in Richtung SO, die Hand ist neben dem Ohr. Der Winkel zwischen Ober- und Unterarmen ist etwa 90 Grad.
Das Knie führt die Bewegung, Bein und Fuß entspannt lassen.

Nr. 36: Drehung und Tritt mit der Ferse

(Turn Around and Strike with Heel)

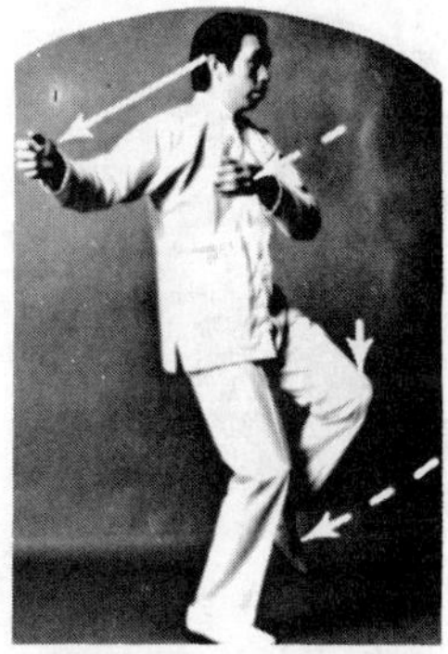

R-100 L-00

1. Den linken Fuß an die rechte Wade heranziehen.
Beide Unterarme schwenken in Richtung NO in etwa waagrechte Position. Der linke kommt vor die Brust, der rechte Arm zeigt gestreckt nach NO.

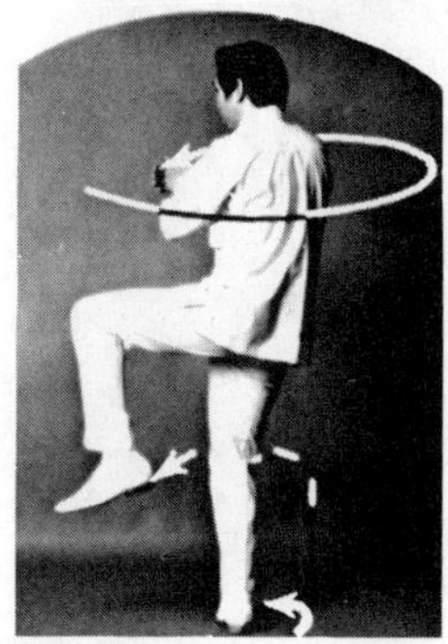

R-100 L-00

2. Drehung auf der rechten Ferse um etwa 135 Grad: Der rechte Fuß zeigt nach S, der Rumpf nach SO, der linke Unterschenkel nach O. Linker Unterschenkel und Fuß hängen weiter entspannt nach unten.
Die rechte Hand schwingt vor die Brust, das Handgelenk trifft von oben auf das linke Handgelenk. Hände und Unterarme bilden ein diagonales Kreuz vor der Brust.

Anmerkung:
Diese Drehung wird notgedrungen schneller als die übrigen Bewegungen ausgeführt. Das linke Knie führt die Drehung, der rechte Arm unterstützt sie, und das Niedersetzen des rechten Fußballens bremst sie ab.

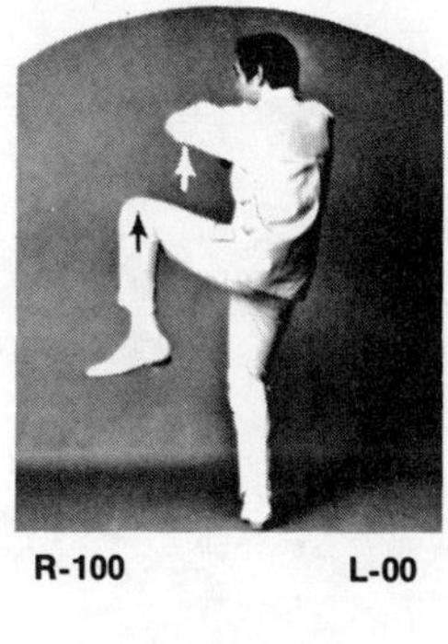

R-100 L-00

3. Den linken Oberschenkel anheben bis über die waagrechte Position hinaus.
Die Ellbogen bis in Schulterhöhe anheben.
Das Knie führt die Bewegung des Beines. Beim Heben der Ellbogen (auch in Nr. 34 und 35) die Schultern unten lassen.

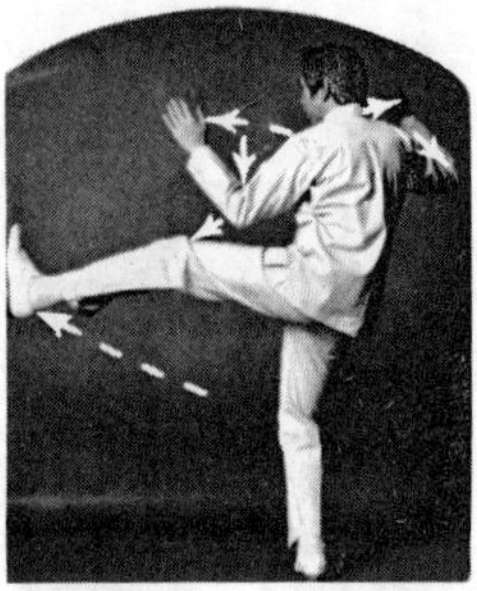

R-100 L-00

4. Den linken Unterschenkel anheben, bis das Bein gestreckt nach O zeigt.
Das ist ein Tritt mit der Ferse. In Nr. 34 und 35 ist das »Abspreizen« der Füße ein Tritt mit den Zehen bzw. dem Ballen.
Die Ellbogen senken sich, Hände und Unterarme gehen auseinander, bis sie schräg nach oben zeigen.
Der linke Unterarm zeigt nach O, der Ellbogen ist über dem linken Oberschenkel. Der rechte Unterarm zeigt in Richtung SW, die Hand ist neben dem Ohr. Der Winkel zwischen Ober- und Unterarmen ist etwa 90 Grad.

Nr. 37: Schritt nach vorn und boxen

(Step Forward and Strike with Fist)

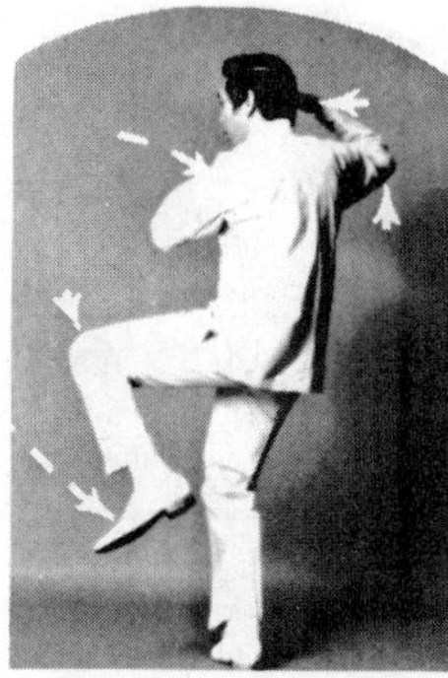

R-100 L-00

1. Den linken Fuß an das rechte Knie heranziehen.
Die linke Hand geht vor die rechte Brust, die rechte nah an das rechte Ohr: Die Unterarme kippen zueinander, die Hände entspannt.

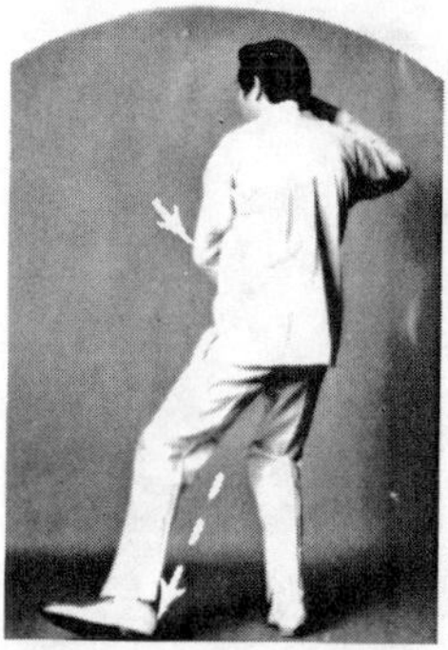

R-100 L-00

2. Schritt des linken Fußes in Richtung NO, er zeigt nach O. Nur die Ferse aufsetzen.
Die linke Hand sinkt vor die rechte Hüfte.

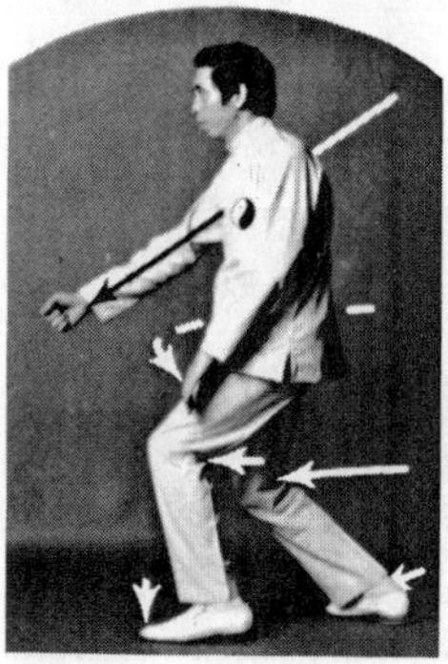

R-30 L-70

3. 70% des Gewichtes auf links verlagern. Den Rumpf nach O drehen. Der rechte Fuß dreht sich auf der Ferse mit in Richtung SO (70/30-Stellung nach O).
Die rechte Hand bildet eine Faust und boxt schräg nach unten – nach O – bis in Höhe des Tan Tien. Die linke Hand streift über den Oberschenkel, ohne ihn zu berühren, und kommt links neben den Oberschenkel.

Anmerkung:
Die Kraft kommt aus der Rumpfbewegung. Arm und Faust locker lassen, rechter Handrücken zeigt nach S.
Zu 2., 3.: Die Bewegung der linken Hand wie in Nr. 12, Phasen 2–5.

Nr. 38: Mit den Fäusten die Ohren des Gegners treffen

(Strike Opponent's Ears with Both Fists)

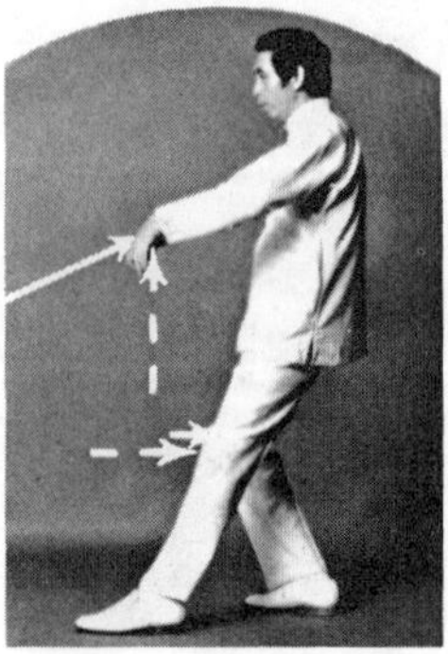

R-100 L-00

1. Das ganze Gewicht auf rechts verlagern. Die rechte Faust öffnet sich. Die Arme beginnen flach gestreckt vor dem Rumpf zu steigen. Die Ellbogen sind leicht nach außen gedreht, die Hände hängen entspannt nach unten.

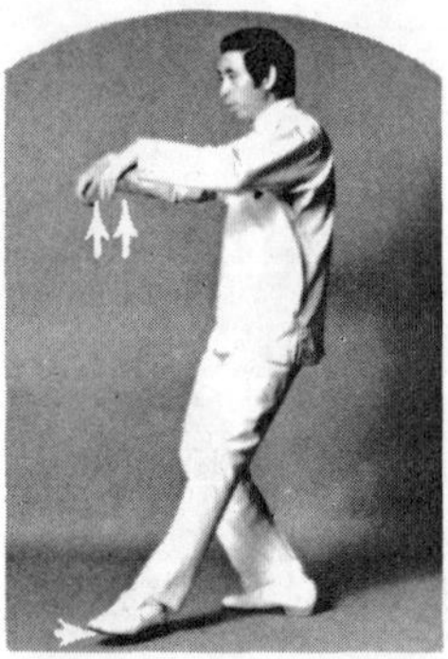

R-100 L-00

2. Den linken Fuß auf der Ferse nach NO drehen. Die Unterarme kommen in waagrechte Position. Den Rumpf leicht in Richtung NO mitdrehen.

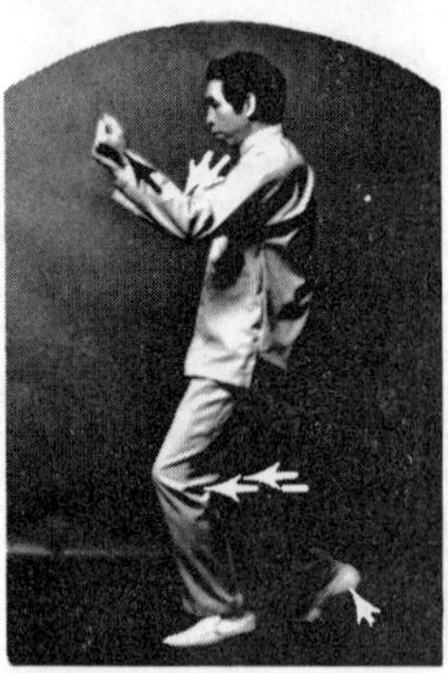

R-00 L-100

3. Das ganze Gewicht auf links verlagern. Die Ellbogen sinken ein Stückchen, und die Hände drehen sich über 180 Grad, so daß die Oberarme in parallele Position kommen. Die Hände bilden Fäuste, steigen weiter, bis die Unterarme schräg nach oben zeigen. Die Innenseiten der Fäuste sind zum Gesicht gekehrt.

Anmerkung:
Zur Armbewegung 1.–3.: Die Hände steigen in schulterbreitem Abstand in Phase 1 bis auf Höhe der unteren Rippen, in Phase 2 auf Brusthöhe und in Phase 3 auf Höhe des Gesichts.

4. Das rechte Knie nach O heben. Es zeigt genau nach O, Unterschenkel und Fuß locker lassen.
Die Arme sinken parallel, am Oberschenkel vorbei, bis die Fäuste in Höhe der Hüftgelenke sind.

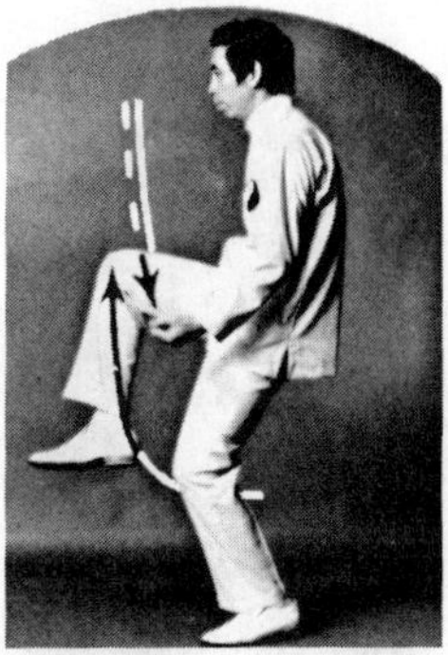

R-00 L-100

5. Schritt des rechten Fußes nach SO, er zeigt nach O. Die Fäuste beginnen in zwei symmetrischen Bögen nach außen zu steigen. Die Handgelenke und -rücken führen die Bewegung. Nicht nach hinten – d. h. hinter den Körper – ausholen.

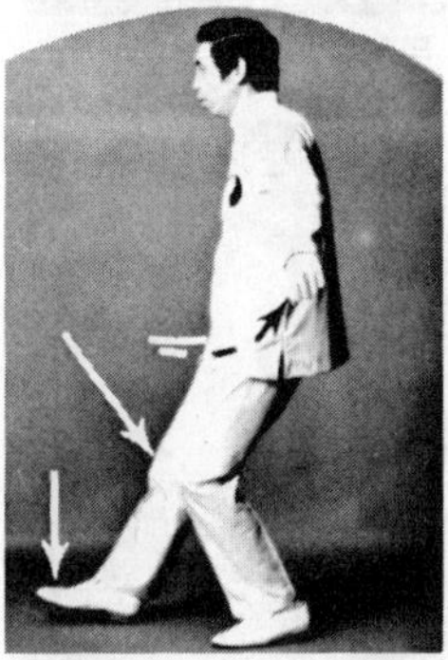

R-00 L-100

6. 70% des Gewichts auf rechts verlagern (70/30-Stellung nach O).
Die Fäuste steigen weiter, jetzt schräg nach oben – nach O. Sie treffen sich in Ohrhöhe mit einer Kopfbreite Abstand. Sie sind so zueinander gedreht, als hielten sie einen Stock.
Die Armbewegung kommt aus der Gewichtsverlagerung.

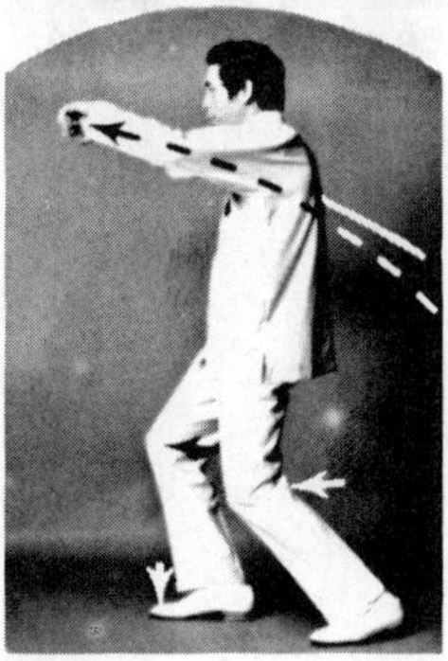

R-70 L-30

Nr. 39. Drehen und Zurückweichen

(Roll Back)

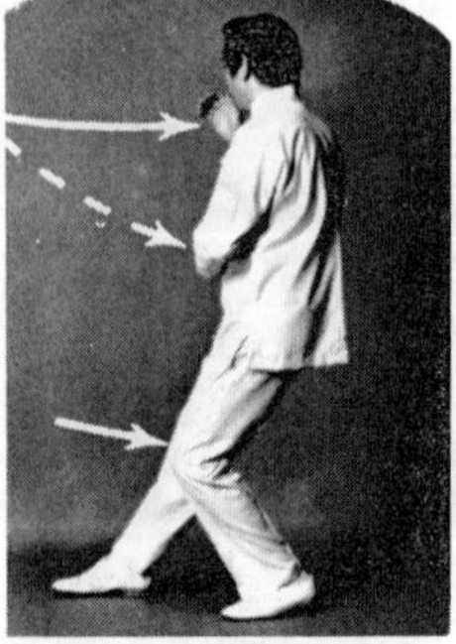

R-00 L-100

1. Das ganze Gewicht auf links verlagern. Den Rumpf ein wenig in Richtung SO drehen.
Die Arme gehen zum Körper: Sie kommen in die Stellung Nr. 5, Phase 2:
Der rechte Ellbogen geht zum Körper, der Unterarm dreht schräg nach oben und zeigt in Richtung SO. Das linke Handgelenk geht zum Körper, so daß der Unterarm waagrecht vor den Rumpf kommt. Die Handfläche zeigt zum Rumpf, die Fingerspitzen sind unter dem rechten Ellbogen.

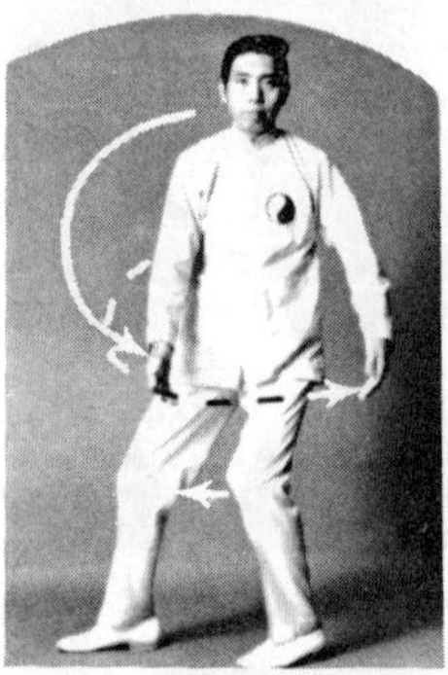

R-00 L-100

2. Wiederholung von Nr. 5, Phase 3:
Den Rumpf nach N drehen. Beide Unterarme fallen im Bogen nach unten. Die rechte Hand kommt vor die rechte Leiste, die linke schwingt am Körper vorbei in Richtung W. Die Handflächen sind zueinander gekehrt.
Die Bewegung der rechten Hand führt die Handkante, das Handgelenk dabei nicht abknicken.

Nr. 40 Drücken
Wiederholung von Nr. 6.

(Press)

Nr. 41:Stoßen
Wiederholung von Nr. 7.

(Push)

Nr. 42: Peitsche
Wiederholung von Nr. 8.

(Single Whip)

Nr. 43: Die Schöne am Webstuhl

(The Fairy Weaving at the Shuttle)

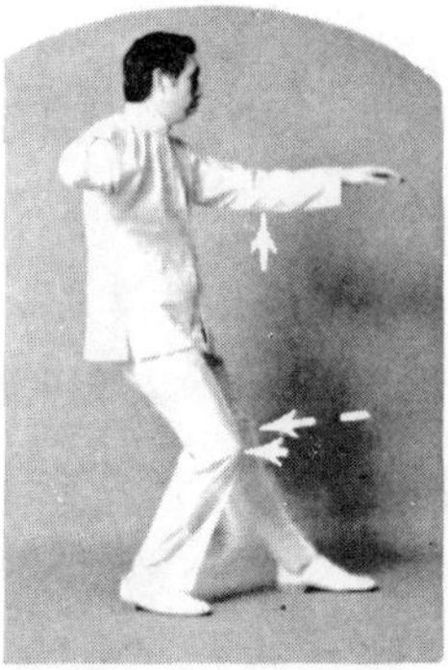

R-100 L-00

1. Das ganze Gewicht auf rechts verlagern. Die linke Hand bleibt liegen, der Ellbogen hebt sich.

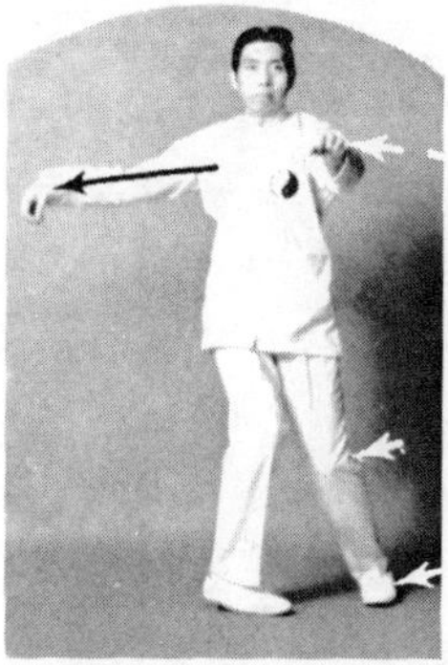

R-100 L-00

2. Den Rumpf in Richtung N drehen. Der linke Fuß dreht sich auf der Ferse mit.
Die Arme verändern ihre Position zum Rumpf nicht. Der linke zeigt nun nach N, der rechte nach O.

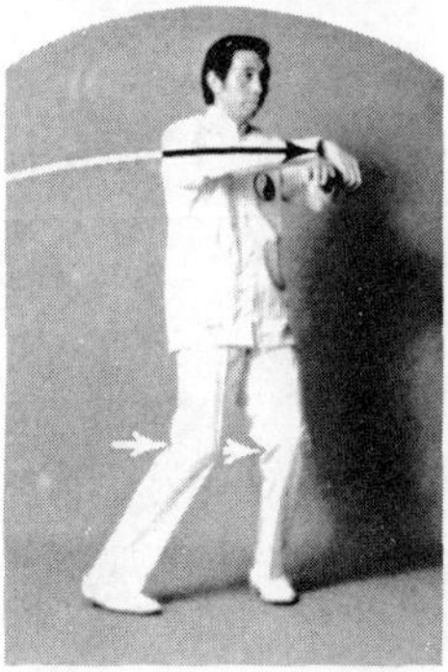

R-00 L-100

3. Das ganze Gewicht auf links verlagern. Den Rumpf in Richtung NW drehen.
Der linke Arm wird durch die Rumpfdrehung ein Stückchen zurückgezogen. Er zeigt weiter nach N. Der rechte Arm mit »Vogelkopf« schwenkt horizontal in Richtung NW. Der »Vogelkopf« kommt über das linke Handgelenk. Die Handgelenke sind übereinander, ohne sich zu berühren.

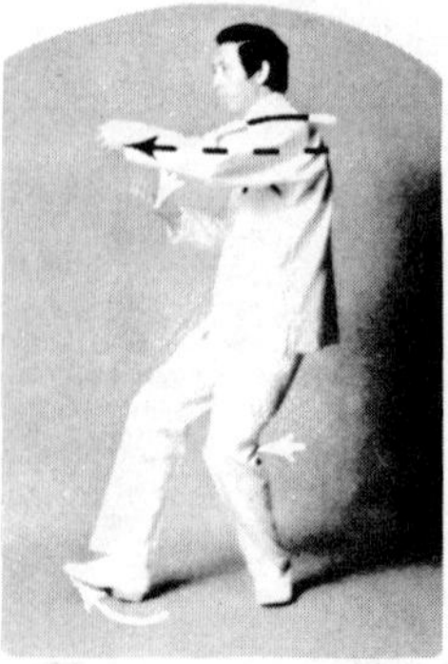

R-00 L-100

4. Den Rumpf in Richtung O drehen. Der rechte Fuß dreht sich auf der Ferse mit in Richtung SO.
Der rechte Ellbogen sinkt neben die rechte Taille. Die rechte Hand öffnet sich und dreht die Handfläche nach oben. Der rechte Unterarm zeigt leicht nach oben in Richtung NO. Der linke Arm schwenkt horizontal mit dem Rumpf mit. Die Hand dreht sich und kommt in eine Position oberhalb der rechten. Der linke Handrücken zeigt nach NO.

Anmerkung:
Den rechten Oberarm entspannt herabhängen lassen, ohne den Körper zu berühren. Die rechte Hand deutet auf die linke Handfläche.

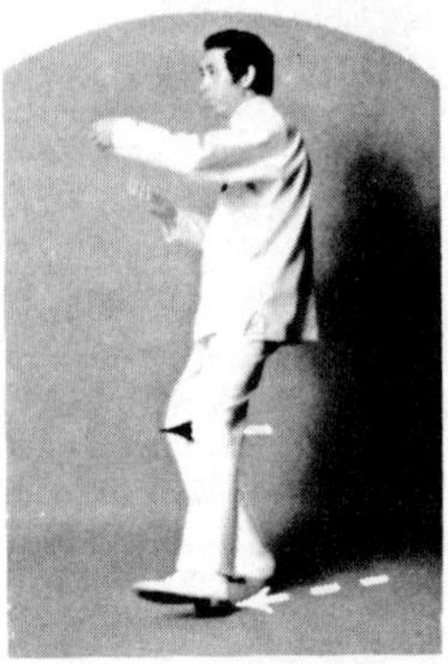

R-100 L-00

5. Das ganze Gewicht auf rechts verlagern. Schritt des linken Fußes in Richtung NO.

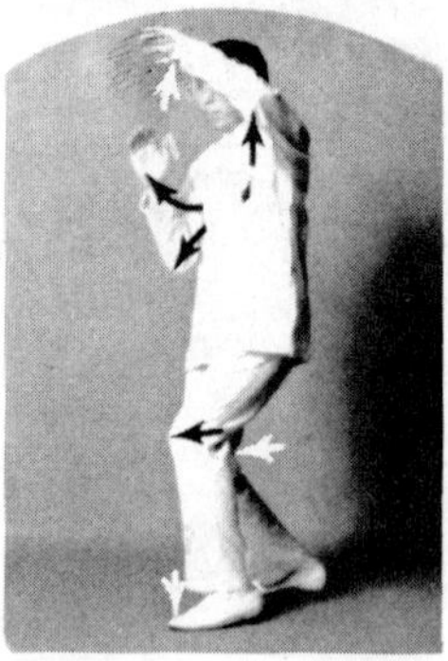

R-30 L-70

6. 70% des Gewichtes auf links verlagern. Den Rumpf nach NO drehen. Der rechte Fuß dreht sich auf der Ferse mit in Richtung O (diagonale 70/30-Stellung nach NO).
Der linke Unterarm wird angehoben, bis das Handgelenk vor der Stirn ist. Die Handfläche wird nach vorn gedreht. Der rechte Unterarm schiebt sich schräg nach oben in Richtung NO. Die Handfläche wird nach N gedreht. Die Fingerspitzen sind auf Halshöhe unter der linken Hand. Das linke Handgelenk ist in einer Linie mit der Nase.

Nr. 44: Die Schöne am Webstuhl

(The Fairy Weaving at the Shuttle)

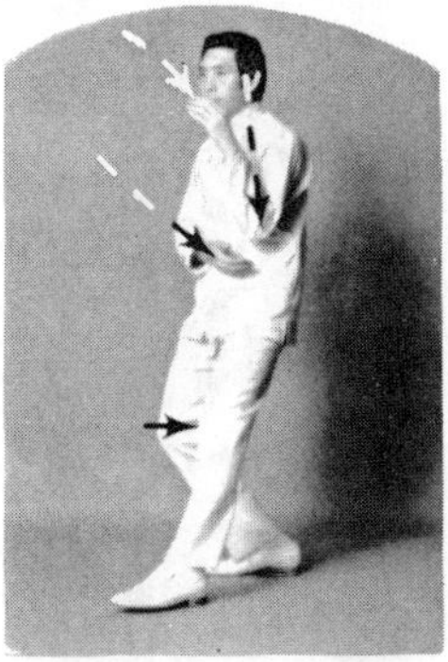

R-100 L-00

1. Das ganze Gewicht auf rechts verlagern. Der linke Ellbogen geht zum Körper. Der Arm wird so angewinkelt, daß der Unterarm steil nach oben zeigt, Handfläche nach rechts. Der rechte Unterarm sinkt waagrecht vor den Rumpf. Die Handfläche zeigt zum Rumpf, die Fingerspitzen sind unter dem linken Ellbogen. Rechter Arm und linker Oberarm sind dicht am Rumpf, ohne ihn zu berühren (siehe auch Nr. 5, Phase 1).

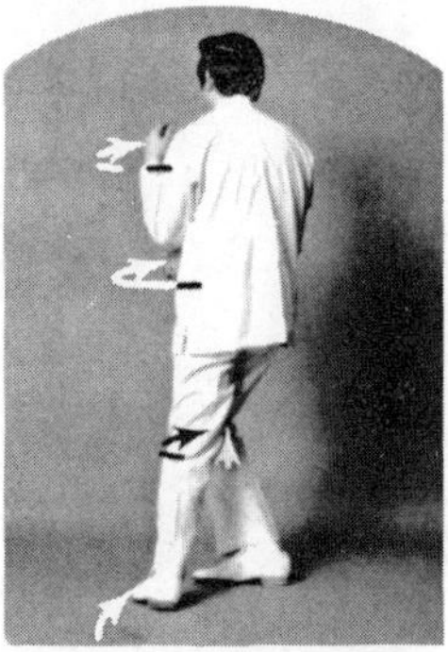

R-100 L-00

2. Den Rumpf in Richtung S drehen. Der linke Fuß dreht sich auf der Ferse mit.
Den Rumpf anfangs nicht zu weit drehen und den Schritt des rechten Fußes nicht zu weit machen, damit die für die meisten Anfänger unvermeidliche Anspannung in Beinen und Leisten nicht zu groß wird und der Rumpf aufrecht bleibt. Das Kreuzbein aufrecht halten.

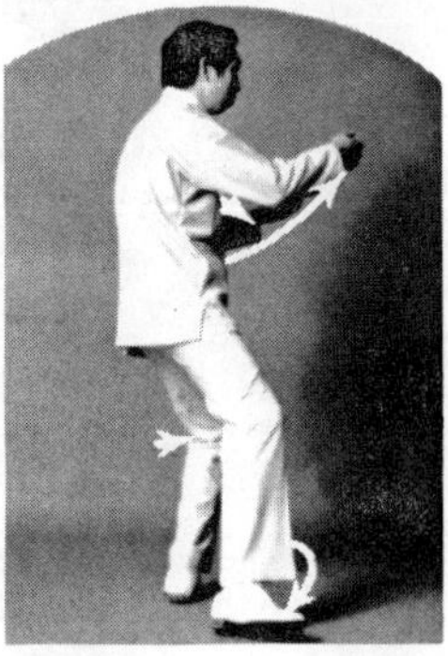

R-00 L-100

3. Das ganze Gewicht auf links verlagern.
Schritt des rechten Fußes nach N. Er wird dabei so gedreht, daß er nach NW zeigend aufgesetzt wird. Den Rumpf weiter in Richtung W drehen. Die rechte Hand steigt schräg nach vorn auf Brusthöhe, die Handfläche zum Rumpf. Der linke Unterarm sinkt und zeigt nach NW, die Handfläche nach oben.

Anmerkung:
Der rechte Fuß beginnt seine Drehung auf der Ferse, bis das Bein entspannt ist, und setzt sie dann im Schritt fort. Den linken Oberarm entspannt herabhängen lassen, ohne den Rumpf zu berühren. Die linke Hand deutet auf die rechte Handfläche. Diese Handhaltung entspricht, seitenverkehrt, der in Nr. 43, Phase 4.

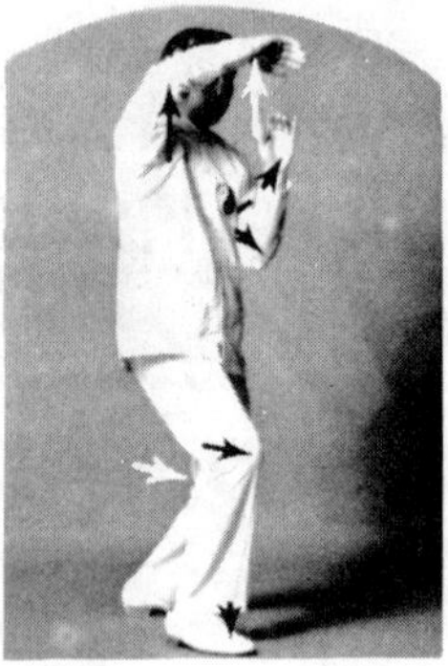
R-70 L-30

4. 70% des Gewichtes auf rechts verlagern. Den Rumpf nach NW drehen. Der linke Fuß dreht sich auf der Ferse mit nach W (diagonale 70/30-Stellung nach NW). Der rechte Unterarm wird angehoben, bis das Handgelenk vor der Stirn ist. Die Handfläche wird nach vorn gedreht. Der linke Unterarm schiebt sich schräg nach oben in Richtung NW. Die Handfläche wird nach N gedreht. Die Fingerspitzen sind auf Halshöhe unter der rechten Hand. (Die Stellung ist symmetrisch zu Nr. 43, Phase 6).
Das rechte Handgelenk ist in einer Linie mit der Nase.

Nr. 45: Die Schöne am Webstuhl

(The Fairy Weaving at the Shuttle)

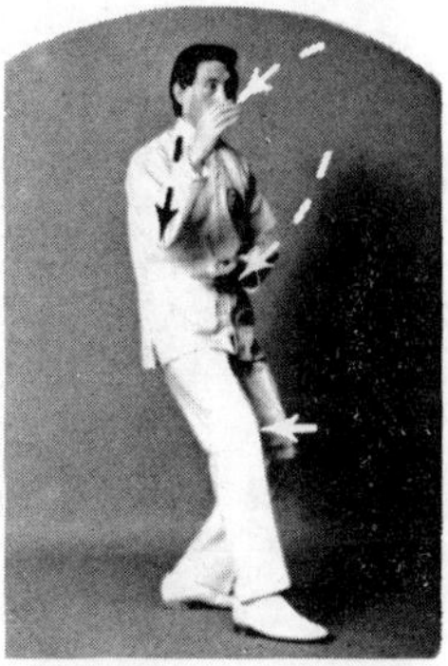

R-00 L-100

1. Das ganze Gewicht auf links verlagern.
Der rechte Ellbogen geht zum Körper, der Unterarm zeigt steil nach oben. Der linke Unterarm sinkt waagrecht vor den Rumpf. Die Handfläche zeigt zum Rumpf, die Fingerspitzen sind unter dem rechten Ellbogen. (Die Stellung ist symmetrisch zu Nr. 44, Phase 1.)

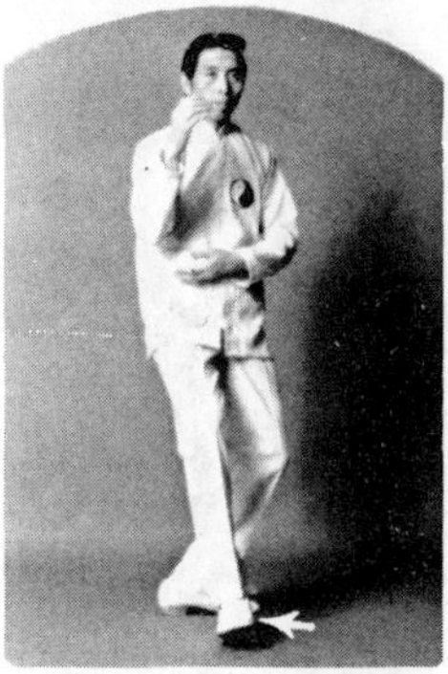

R-00 L-100

2. Den Rumpf in Richtung N drehen. Der rechte Fuß dreht sich auf der Ferse ebenfalls in Richtung N mit, doch nicht über N hinaus.

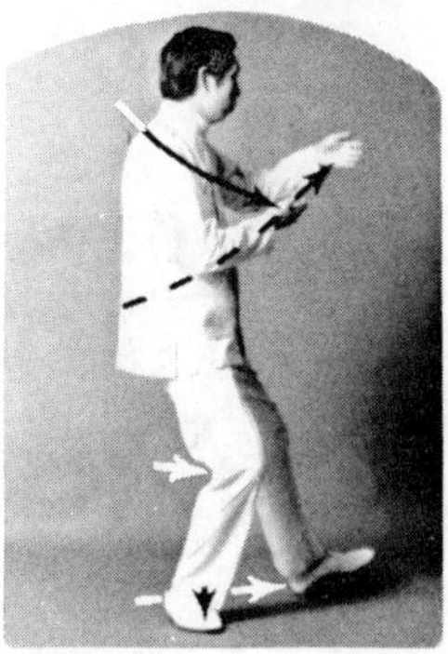

R-100 L-00

3. Das ganze Gewicht auf links verlagern. Schritt des linken Fußes in Richtung SW.
Die linke Hand steigt schräg nach vorn auf Brusthöhe in Richtung SW, die Handfläche zum Rumpf. Der rechte Unterarm sinkt und zeigt nach SW. (Diese Stellung entspricht der in Nr. 43, Phase 5, nur ist die Richtung SW statt NO.)

4. Siehe Nr. 43, Phase 6. Die Richtung ist entgegengesetzt (diagonale 70/30-Stellung nach SW).
Zu 3., 4.: siehe Nr. 43, Phase 5 und 6.

Nr. 46: Die Schöne am Webstuhl

(The Fairy Weaving at the Shuttle)

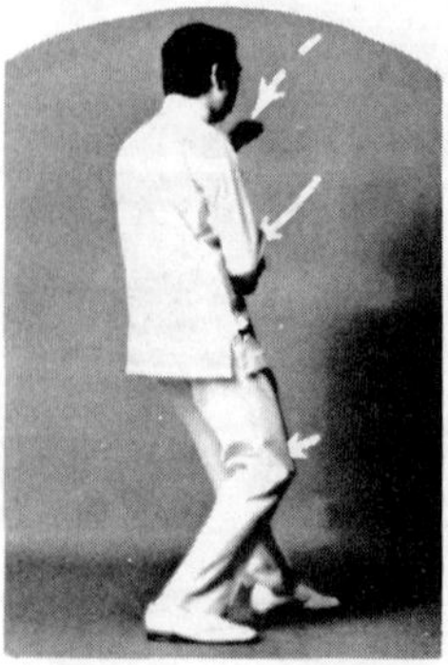

R-100 L-00

1. Entspricht Nr. 44, Phase 1. Nach SW statt nach NO.

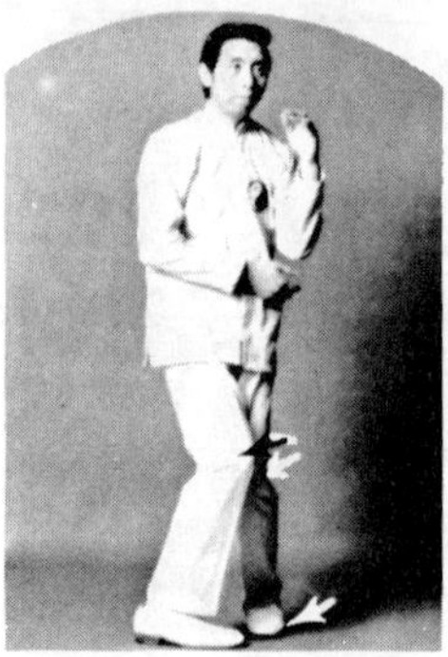

R-100 L-00

2. Den Rumpf in Richtung N drehen. Der linke Fuß dreht sich auf der Ferse mit.

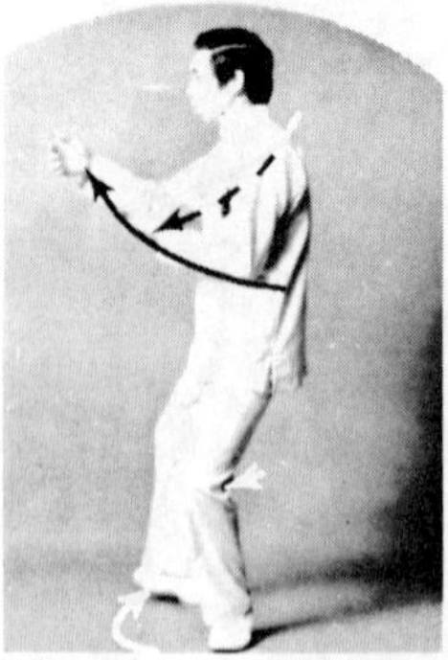

R-00 L-100

3. Das ganze Gewicht auf links verlagern. Schritt des rechten Fußes nach S, er zeigt nach SO.
Arme: wie Nr. 44, Phase 3, nach SO statt nach NW.

4. Entspricht Nr. 44, Phase 4, in entgegengesetzter Richtung: nach SO statt nach NW (diagonale 70/30-Stellung nach SO).
Siehe Nr. 44.

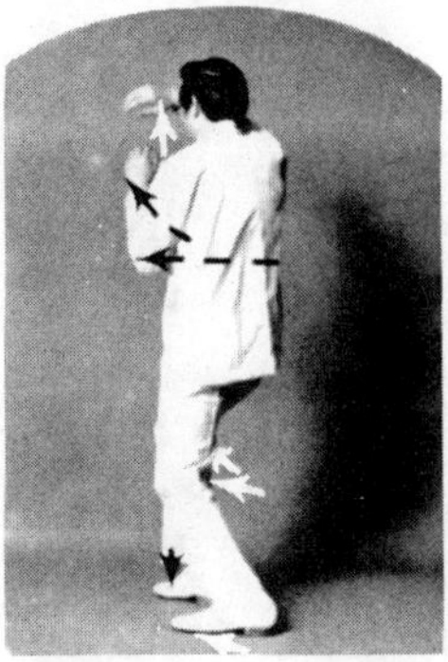

R-70 L-30

Nr. 47: Abwehr mit der linken Hand

(Ward off with Your Left Hand)

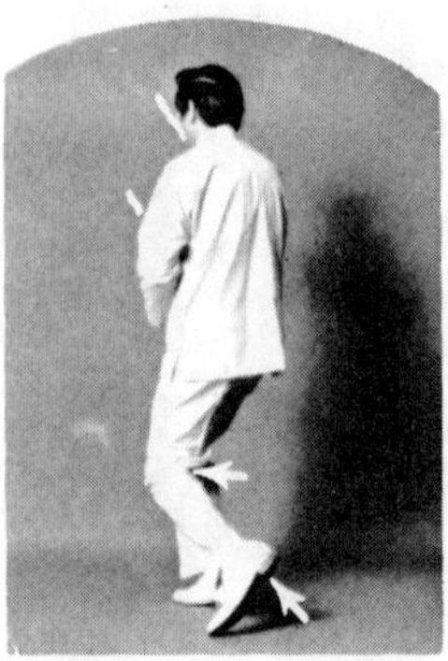

R-100 L-00

1. Das ganze Gewicht auf rechts verlagern. Die linke Ferse hebt sich vom Boden.
Der rechte Unterarm sinkt, die Hand kommt vor das Brustbein. Die linke Hand sinkt vor den Tan Tien. Die Hände sind zueinander gekehrt.
Arme und Hände wie in Nr. 3, Phase 1.

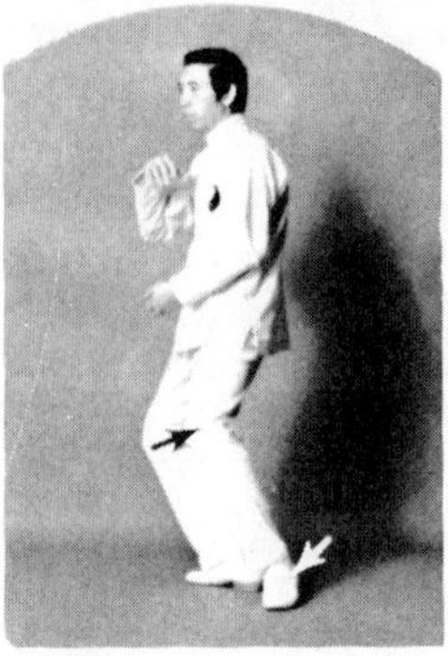

R-100 L-00

2. Den Rumpf in Richtung NO drehen. Der linke Fuß dreht sich auf den Zehen mit in Richtung N.
Den Rumpf so weit drehen, bis die Beine entspannt sind.

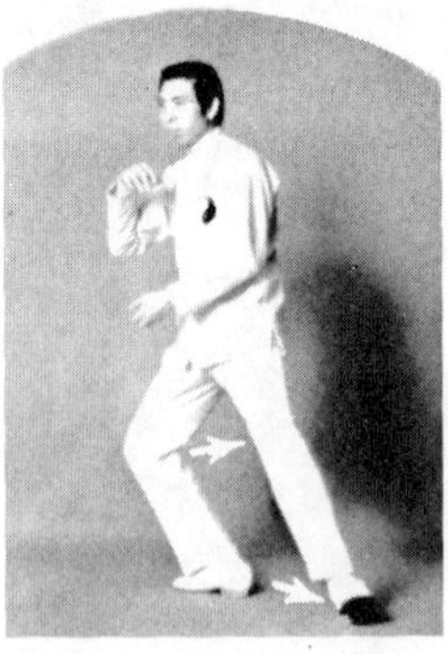

R-100 L-00

3. Schritt des linken Fußes in Richtung NW, er zeigt nach N.

4. Wie Nr. 3, Phase 4.

Nr. 48: Abwehr mit der rechten Hand

(Ward off with Your Right Hand

Wiederholung von Nr. 4

Nr. 49: Drehen und zurückweichen

(Roll Back)

Wiederholung von Nr. 5.

Nr. 50: Drücken

(Press)

Wiederholung von Nr. 6.

Nr. 51: Stoßen

(Push)

Wiederholung von Nr. 7.

Nr. 52: Peitsche

(Single Whip)

Wiederholung von Nr. 8. Die größere 70/30-Stellung vor »Ducken« beachten.

Nr. 53: Ducken

(Squatting Down)

Wiederholung von Nr. 31.

Nr. 54: Schritt nach vorn zu den sieben Sternen des Großen Bären

(Step forward to the Seven Stars of the Dipper)

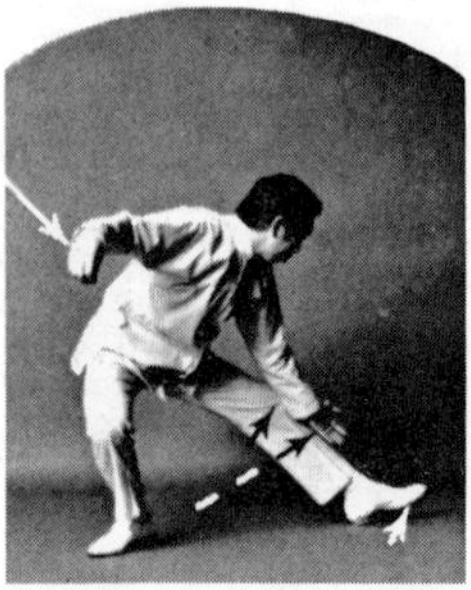

R-80 L-20

1. Wie Nr. 32, Phase 1:
Den Rumpf in Richtung NW drehen. Der linke Fuß dreht sich auf der Ferse in Richtung SW. Der linke Arm beginnt, fast gestreckt, in Richtung SW zu steigen: der linke Handrücken geht neben die linke Wade.
Die Drehung nicht mit dem Oberkörper, sondern mit der Hüfte ausführen. Der rechte Arm verändert seine Position zum Rumpf nicht, macht die Bewegung entspannt mit.

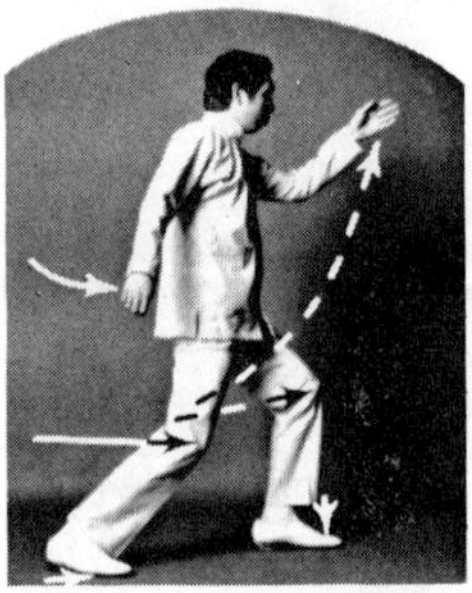

R-20 L-80

2. Wie Nr. 32, Phase 2:
80% des Gewichtes auf links verlagern. Den Rumpf in Richtung W aufrichten. Der rechte Fuß dreht sich auf der Ferse mit in Richtung NW.
Der rechte Arm sinkt, bis er entspannt herabhängt: Die rechte Hand öffnet den »Vogelkopf« und hängt dann etwas hinter der rechten Hüfte. Der linke Arm steigt weiter über dem linken Bein, bis der Unterarm in einer Linie mit der Hand schräg nach oben zeigt. Die Hand ist etwa in Halshöhe, die Handfläche sieht nach rechts.

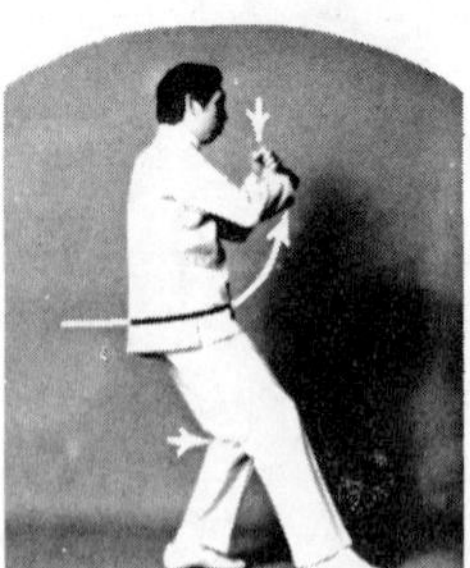

R-00 L-100

3. Das ganze Gewicht auf links verlagern. Schritt des rechten Fußes in Richtung W. Er wird auf den Zehen aufgesetzt.
Beide Hände bilden Fäuste. Der rechte Unterarm wird vor die Brust gehoben. Der linke Unterarm sinkt, bis das linke Handgelenk das rechte von oben berührt. Fäuste und Unterarme bilden ein diagonales Kreuz vor der Brust.

Anmerkung:
Der Schritt des rechten Fußes ist kein echter »leerer Schritt«, weil der Fuß nicht vor der Ferse des linken steht, sondern mehr in Richtung N. Die Fäuste so halten, daß die Daumenknöchel dem Gesicht zugekehrt sind.

Nr. 55: Schritt zurück und auf dem Tiger reiten

(Step back to Ride the Tiger)

1. Schritt des rechten Fußes nach O. Er zeigt nach NW. Das ganze Gewicht auf rechts verlagern.
Den Schritt nicht zu groß machen.
Das diagonale Kreuz der Unterarme und Fäuste sinkt vor den Tan Tien. Die Fäuste werden geöffnet, und die Unterseiten der Handgelenke drehen sich gegeneinander. Die linke Handfläche zeigt dann nach unten, die darunterliegende rechte nach oben.

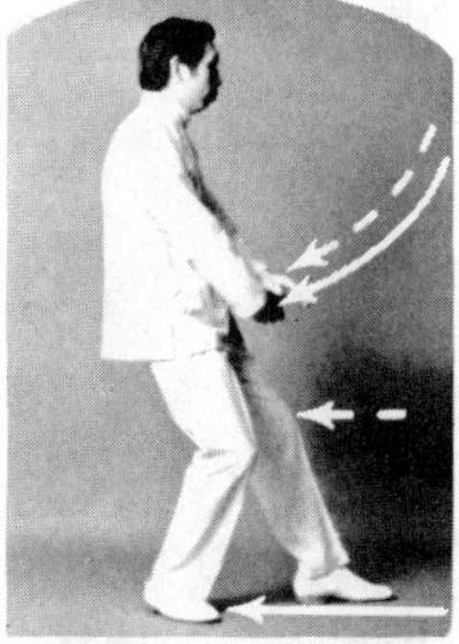

R-100 L-00

2. Den Rumpf in Richtung N drehen. Der linke Fuß dreht sich auf den Zehen mit, die Ferse hebt sich vom Boden ab. Das linke Bein entspannen. Die Arme gehen auseinander: Der linke fällt entspannt neben den linken Oberschenkel, der rechte schwingt fast gestreckt weiter in Richtung O. Linker Handrücken zeigt nach vorn, rechter Handrücken und Handgelenk führen die Bewegung des rechten Armes.

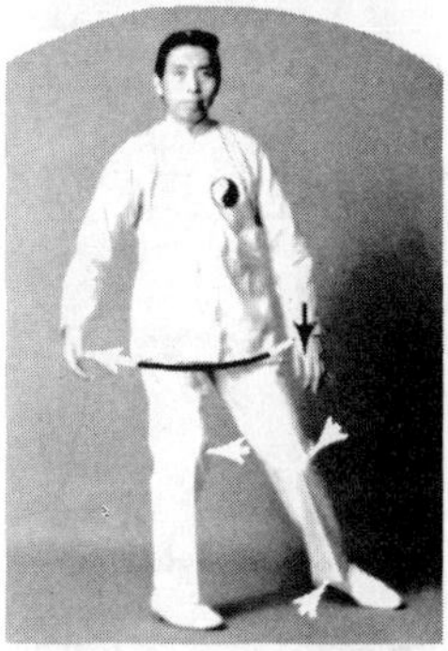

R-100 L-00

3. Den Rumpf in Richtung W drehen. Der linke Fuß macht einen kleinen Schritt in Richtung N. Er wird auf den Zehen aufgesetzt und zeigt nach W (»leerer Schritt« nach W).
Der linke Arm hängt weiter links neben dem Rumpf herab. Die rechte Hand steigt im Bogen über NO nach W bis auf Halshöhe. Unterarm und Hand zeigen schräg nach oben. Die rechte Handfläche ist leicht nach S geneigt.

Anmerkung:
Den Schritt so machen, daß der Fuß dann aufsetzt, wenn die rechte Hand ihre Endstellung erreicht.

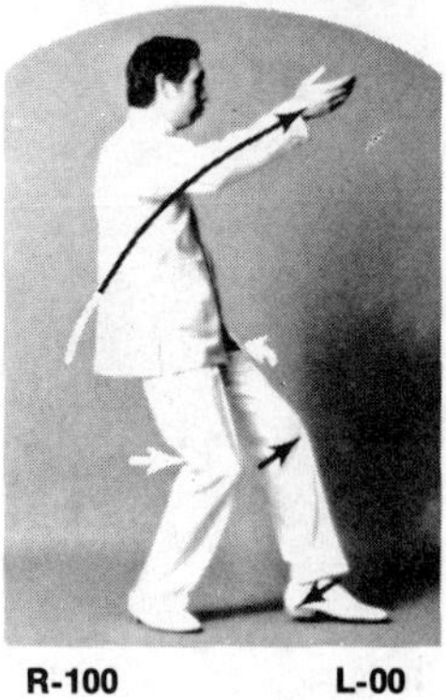

R-100 L-00

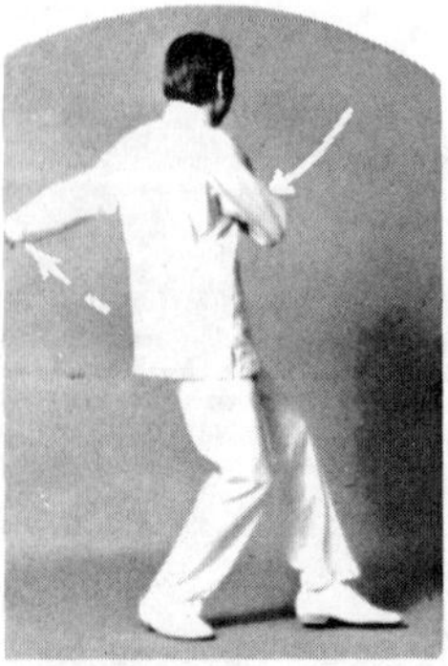

R-100 L-00

Nr. 56: Drehung und mit dem Bein den Lotos streifen

(Turning the Body to Sweep the Lotus with the Leg)

1. Den Rumpf in Richtung SW drehen.
Der rechte Unterarm sinkt und schwenkt in waagrechte Position, die Hand vor der linken Brust, Handfläche ihr zugewandt. Der linke Arm steigt gestreckt in Richtung SO in waagrechte Position.
Das linke Bein »leer« und entspannt lassen.

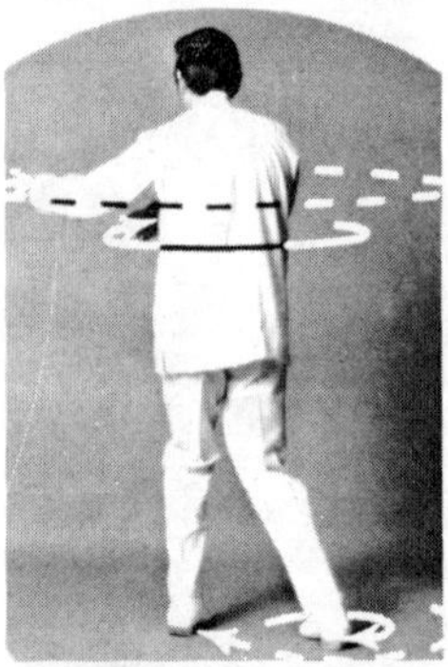

R-00 L-100

2. Den Körper auf dem rechten Fußballen um etwa 270 Grad über N, O nach S drehen. Den linken Fuß südöstlich hinter dem rechten aufsetzen, er zeigt in Richtung SW. Sein Aufsetzen stoppt die Drehung, das ganze Gewicht landet auf ihm. Den rechten Fuß um etwa 225 Grad in Richtung S drehen. Der linke Arm schwingt mit, horizontal vor dem Rumpf. Der rechte bleibt angewinkelt vor der Brust.

Anmerkung:
Diese Drehung muß auch wie Nr. 36, Phase 2, schneller ausgeführt werden. Der linke Fuß führt die Drehung so, als schöbe er ein Gewicht vor sich her, der linke Arm hilft. Sich auf den Landepunkt des linken Fußes konzentrieren und den Ballen zuerst aufsetzen. Den Körper in der Drehung entspannt lassen, die rechte Ferse nur ein wenig vom Boden heben.

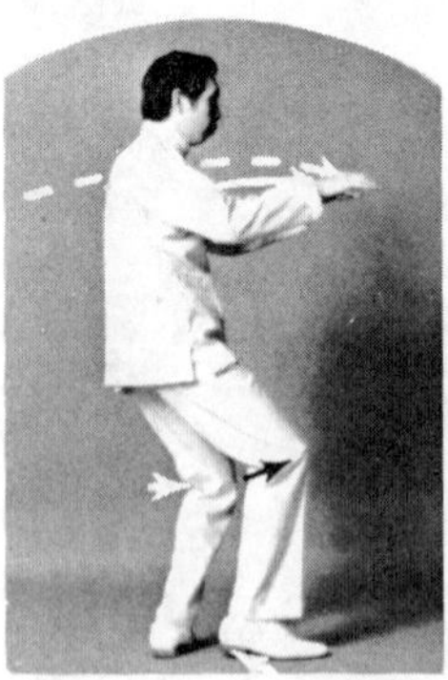

R-00 L-100

3. Den Rumpf in Richtung W drehen. Der rechte Fuß dreht sich auf den Zehen mit, bis er in Richtung W zeigt. Der rechte Arm streckt sich: Beide Arme zeigen waagrecht und parallel nach W. Die Handflächen sehen nach unten.

4. Das rechte Bein im Bogen über SW in Richtung W anheben bis unter die linke Hand. Die Fingerspitzen der linken Hand berühren die Fußspitzen.

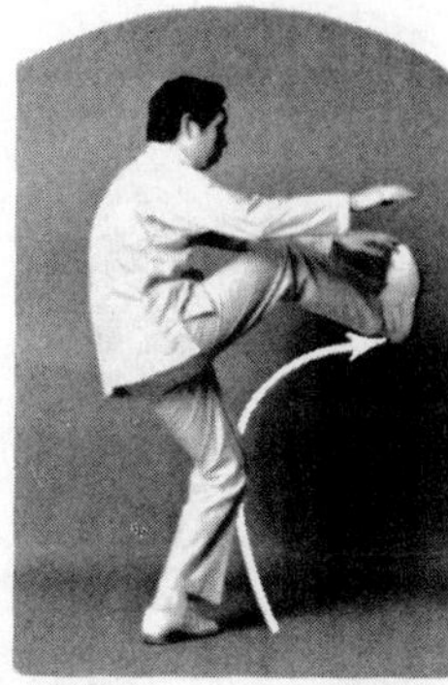

R-00 L-100

5. Das rechte Bein weiter nach N schwenken, es zeigt nach W. Die Fingerspitzen der rechten Hand berühren die Fußspitze.

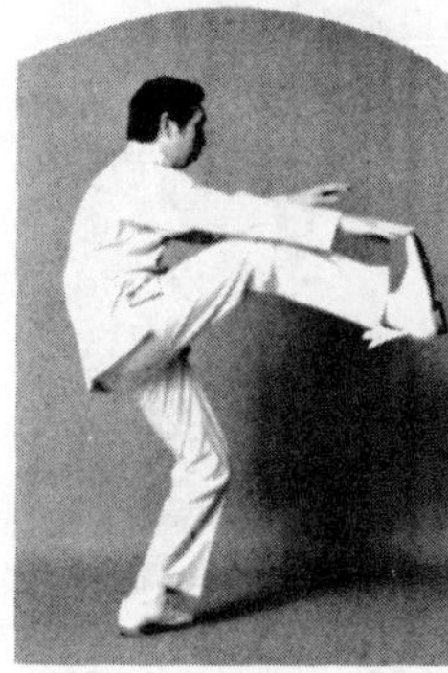

R-00 L-100

Anmerkung:
Zu 4., 5.: Bei der Berührung der Füße die Arme etwas mehr strecken. Die Hände gehen nach unten zum Fuß. Falls anfangs die Berührung der Füße schwerfällt, nur die Knie berühren. Die Schultern nicht hochziehen.
Dieser »Lotos-Tritt« wird mit der Außenseite des angezogenen Fußes ausgeführt.

Nr. 57: Den Bogen spannen und auf den Tiger schießen

(Bend the Bow to Shoot the Tiger)

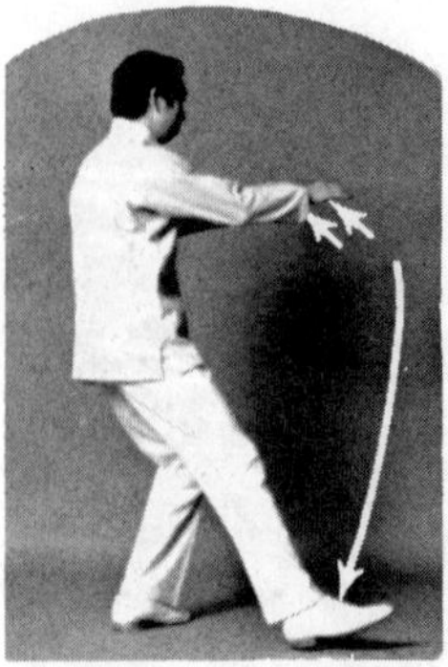

R-00 L-100

1. Der rechte Fuß macht einen Schritt nach NW, er zeigt nach W. Der Bogen des rechten Beines wird damit abgeschlossen.
Die Arme, die in Nr. 56, Phase 4 und 5 gestreckt wurden, wieder etwas an den Rumpf heranziehen. Position wie Nr. 56, Phase 3.

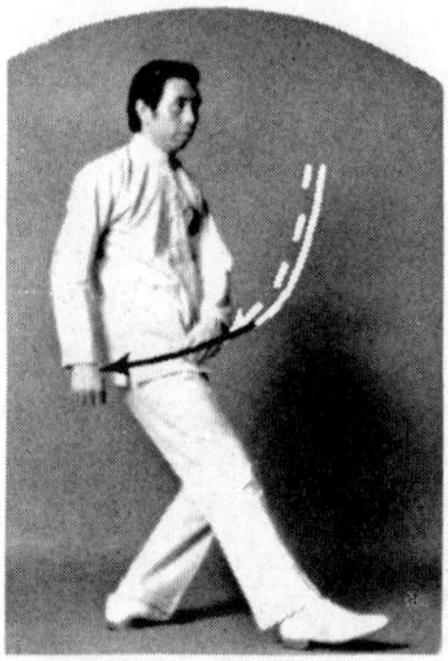

R-00 L-100

2. Den Rumpf in Richtung NW drehen. Die Arme sinken, die Händen bilden Fäuste. Die linke geht vor die rechte Leiste, der rechte Arm hängt entspannt herab, die Faust kurz hinter der rechten Hüfte.
Den rechten Fuß »leer« lassen. Beide Handrücken zeigen nach N.

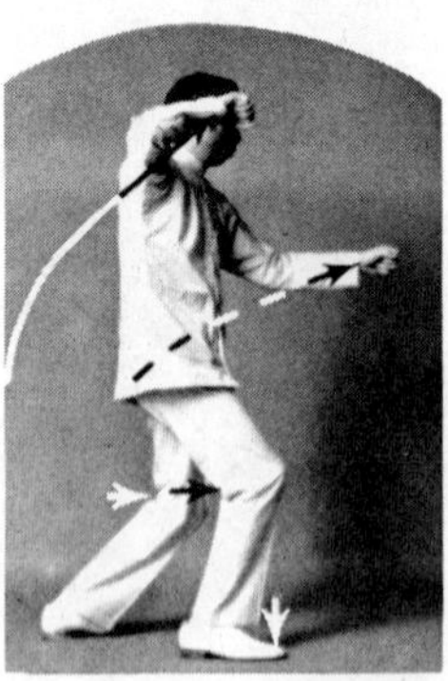

R-70 L-30

3. 70% des Gewichtes auf rechts verlagern. Den Rumpf nach W drehen (70/30-Stellung nach W). Beide Fäuste gehen im Bogen nach oben und dann in Richtung W. Der rechte Unterarm kommt etwa waagrecht neben die rechte Schläfe. Der linke schwenkt bis in waagrechte Position, in Linie mit dem linken Bein und der linken Schulter. Die linke Faust ist in Höhe der Magengrube.

Anmerkung:
Die Arme und Fäuste zeigen am Ende der Phase zwar in Richtung W, ihre Bewegung geht aber in Richtung SW. Die Handrücken und -gelenke führen dabei. Handgelenke nicht abknicken. Auch den Oberkörper nicht abknicken.

Nr. 58: Schritt nach vorn, nach unten ablenken, abwehren und boxen

(Step forward, Deflect downward, Intercept and Punch)

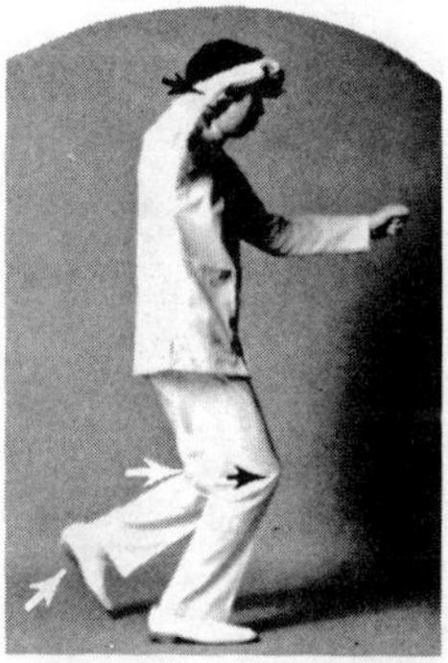

R-100 L-00

1. Das ganze Gewicht auf rechts verlagern. Der linke Fuß wird angehoben.
Die Arme machen die Bewegung entspannt mit.

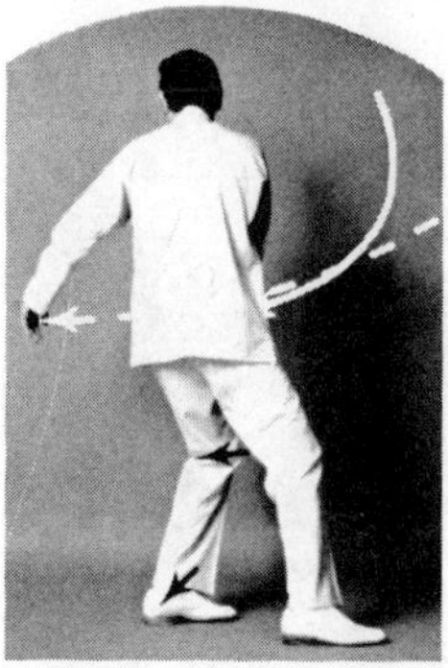

R-00 L-100

2. Den linken Fuß wieder aufsetzen. Das ganze Gewicht auf links verlagern. Den Rumpf in Richtung S drehen. Beide Arme fallen und beginnen eine Kreisbewegung in Richtung SO: Die rechte Faust geht vor die linke Leiste, die linke Faust öffnet sich, und der linke Arm steigt am Rumpf vorbei in Richtung SO.
Die Handrücken und -gelenke führen die Bewegung.

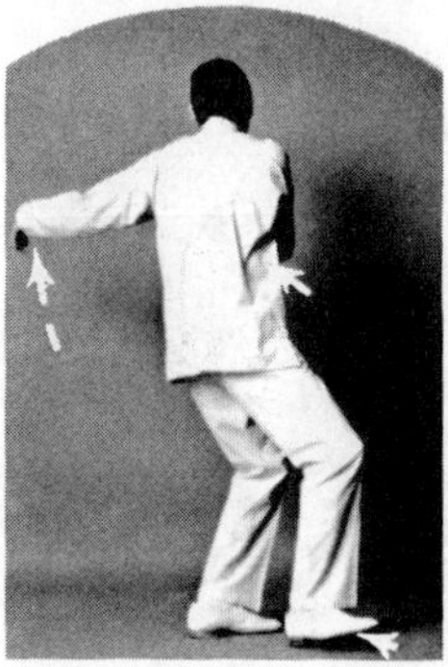

R-00 L-100

3. Den rechten Fuß ein Stückchen an den linken heranziehen und mit der Ferse aufsetzen. Er zeigt nach NW.
Der linke Arm steigt weiter bis in fast waagrechte Position. Die linke Faust steigt vor die linke Brust.

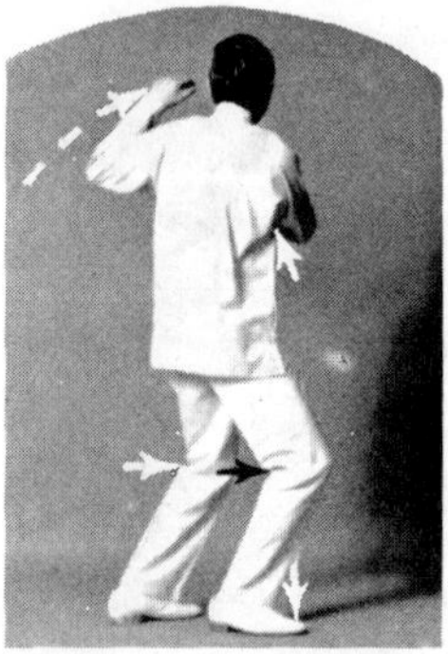

R-100 L-00

4. Wie Nr. 15, Phase 4:
Das ganze Gewicht auf rechts verlagern.
Die Arme werden angewinkelt, so daß die linke Hand neben das linke Ohr und die rechte Faust vor das Brustbein kommt.

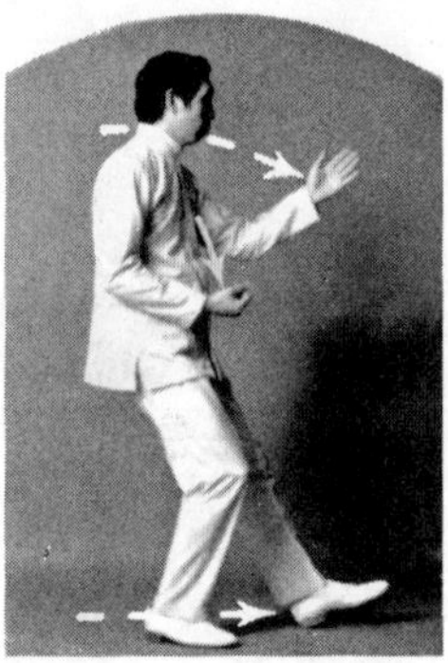

R-100 L-00

5. Wie Nr. 15, Phase 5:
Den Rumpf in Richtung NW drehen. Der linke Fuß macht einen Schritt nach W, er zeigt nach W.
Der rechte Unterarm vollendet den in Phase 2 begonnenen Kreis. Die Faust schlägt nach unten bis auf Höhe des Tan Tien. Handgelenk und Handrücken führen die Bewegung, so daß sie an deren Ende nach unten zeigen. Die linke Handkante schlägt nach W, bis der Unterarm schräg nach oben zeigt. Der Winkel zwischen Unter- und Oberarm ist etwa 90 Grad.
Den Rumpf etwas über W hinaus drehen.
Der rechte Oberarm hängt locker herunter.

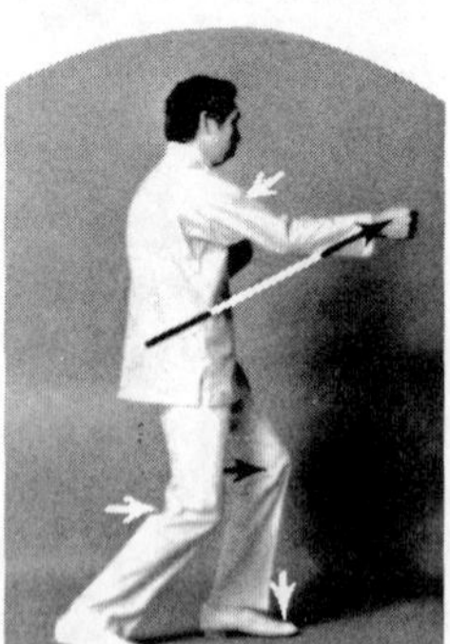

R-30 L-70

6. Ähnlich wie Nr. 15, Phase 6: 70% des Gewichtes auf links verlagern (70/30-Stellung nach W). Die rechte Faust »boxt« schräg nach oben – nach W – bis in Höhe der Magengrube. Der Handrücken dreht sich nach N.
Unterschied zu Nr. 15, Phase 6:
Der linke Unterarm »bleibt stehen«, d. h. der Rumpf bewegt sich zu ihm hin, der Unterarm kippt leicht nach innen, die linke Hand kommt vor die rechte Brust.

Nr. 59: Zurückweichen und stoßen

(Withdraw and Push)

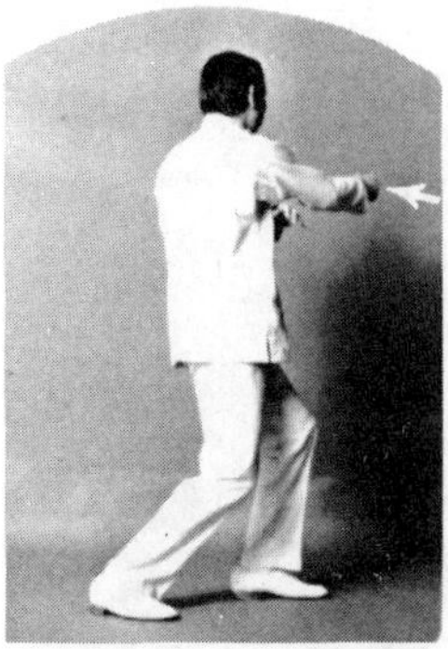

R-30 L-70

1. Den Rumpf in Richtung SW drehen.
Der rechte Arm streckt sich in Richtung SW, die Faust öffnet sich. Die linke Hand sinkt unter die rechte Achselhöhle: Der rechte Oberarm schwenkt über den linken Handrücken. Keine Gewichtsverlagerung.

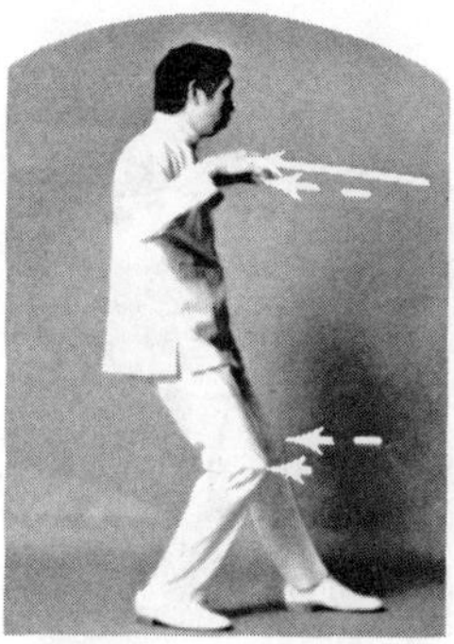

R-100 L-00

2. Das ganze Gewicht auf rechts verlagern.
Die Ellbogen werden neben den Rumpf und die Handgelenke vor die Schultern gezogen. Die Hände drehen sich, die Handflächen zeigen nach unten.

Anmerkung:
Zu 1., 2.: Im Übergang von Phase 1 zu Phase 2 erreichen die Arme und Hände eine Position wie in Nr. 19, Phase 2 und 3: diagonales Kreuz der Unterarme und Hände vor der Brust.

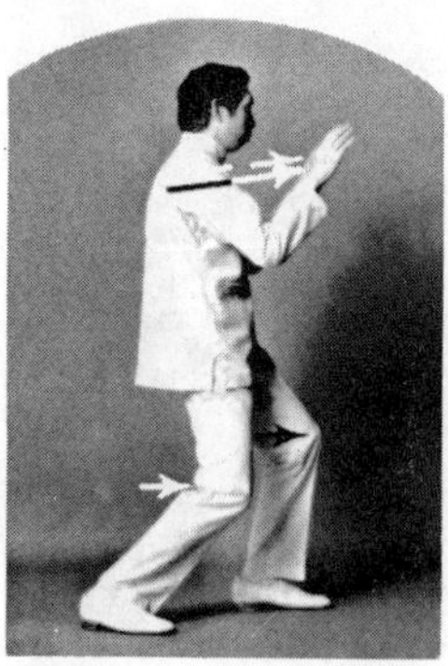

R-30 L-70

3. 70% des Gewichtes auf links verlagern (70/30-Stellung nach W).
Armbewegung »Stoßen« wie Nr. 7, Phase 2.

Nr. 60: Die Hände kreuzen

(Crossing Hands)

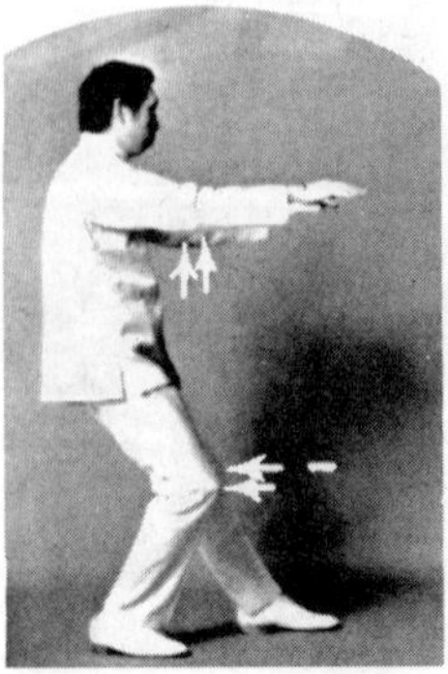

R-100 L-00

1. Das ganze Gewicht auf rechts verlagern. Die Hände bleiben auf der Stelle liegen, die Ellbogen heben sich.

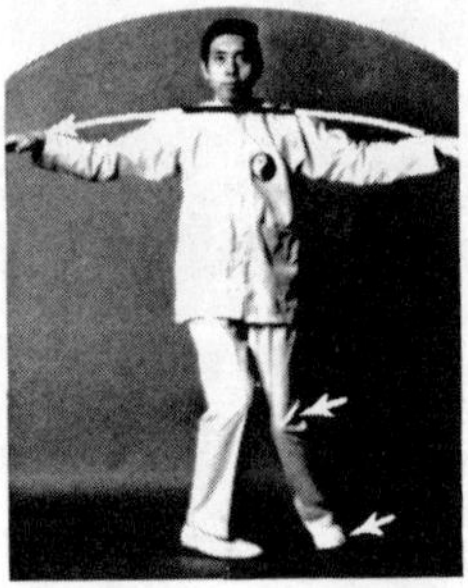

R-100 L-00

2. Den Rumpf nach N drehen. Der linke Fuß dreht sich auf der Ferse mit.
Der linke Arm bleibt liegen. Der rechte schwenkt horizontal um 180 Grad, bis er nach O zeigt.

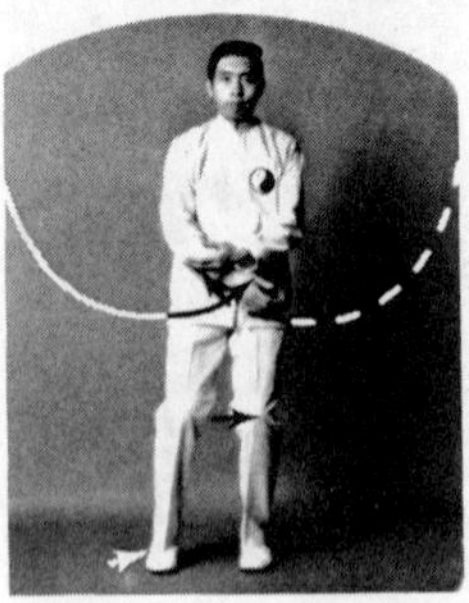

R-00 L-100

3. Das ganze Gewicht auf links verlagern. Der rechte Fuß macht einen kleinen Schritt zurück. Er wird im Abstand einer Schulterbreite parallel zum linken aufgesetzt.
Die Arme fallen im Bogen nach unten. Die Handgelenke kreuzen sich vor dem Tan Tien. Die linke Hand ist oben bzw. außen. Die Handflächen sehen zum Rumpf.

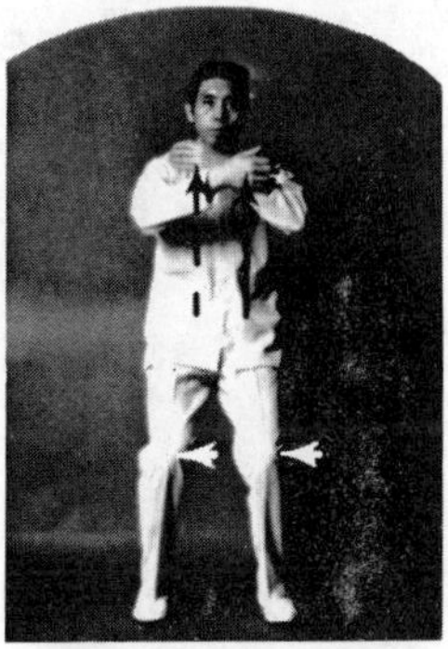

R-50 L-50

4. 50% des Gewichtes auf rechts verlagern.
Die Hände steigen auf Schulterhöhe, die Handgelenke voreinander. Jetzt kommt die rechte Hand nach außen.
Zu 1.–4.: Siehe Nr. 20, Phasen 1–4. Verkehrung der Seiten beachten.

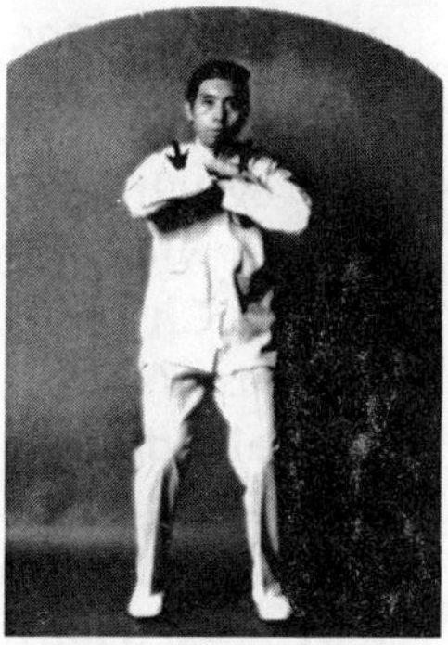

R-50 L-50

5. Die Handflächen werden nach unten gedreht. Die rechte Hand kippt über das linke Handgelenk und kommt zwischen den linken Unterarm und den Rumpf.

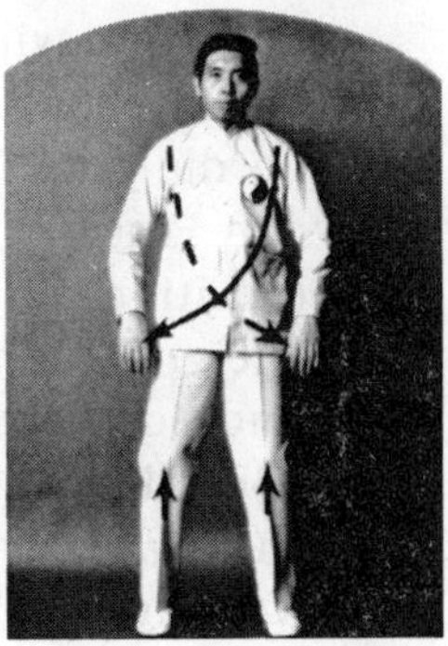

R-50 L-50

6. Die Knie strecken. Der Rumpf wächst nach oben. Die Arme sinken entspannt neben den Rumpf.
Die Knie strecken sich ganz, d. h. abweichend vom Foto sind die Hände unten, wenn die Knie gestreckt sind.
Nr. 60 sollte am gleichen Platz sein, an dem die Soloübung begann.

Klassische Texte

Tai Chi Chuan Ching

Chan San Feng zugeschrieben

In jeder Bewegung muß der ganze Körper leicht und beweglich sein und alle seine Teile miteinander verbunden wie Perlen auf einer Schnur.
Das Ch'i muß angeregt und kultiviert werden, aber der Geist (shen) muß still und unbewegt bleiben. Keine Stelle des Körpers darf zusammenfallen oder hervorstechen, und die Bewegungen dürfen weder ungelenk sein noch unterbrochen werden.
Die (»eigentliche, innere«) Energie ruht in den Füßen, entwickelt sich in den Beinen, wird von der Hüfte gelenkt und wirkt durch die Finger. In allen Bewegungen müssen Füße, Beine und Hüfte als Einheit wirken, damit du die gute Gelegenheit (den richtigen Zeitpunkt für den Einsatz der Energie) und die überlegene Stellung (Position) erlangst. Kannst du diese Vorzüge dir nicht aneignen, dann wird dein Körper schlecht organisiert und durcheinander sein. Der einzige Weg, eine solche körperliche Desintegration zu vermeiden, ist, Beine und Hüfte zu koordinieren. Dieser Grundsatz gilt für alle Bewegungen: aufwärts und abwärts, vor und zurück, links und rechts.

Alle Bewegungen werden vom Geist ausgeführt und nicht durch den (äußeren) Körper selbst. Wenn du oben angreifst, darfst du unten nicht vergessen. Wenn du nach links angreifst, mußt du auf die rechte Seite achten. Wenn du vorgehst, darfst du den Rückzug nicht vergessen. Wenn dein Angriff nach oben gehen soll, mußt du ihn erst nach unten richten (muß der erste Impuls nach unten zielen). Wenn du etwas heben willst, ist das ganz ähnlich: Erst mußt du nach unten drücken, dadurch wird das Objekt »entwurzelt«, und du kannst es dann leicht bewegen.
Es ist von äußerster Wichtigkeit, zwischen »leer« und »fest« zu unterscheiden (Yin und Yang). Jeder Teil des Körpers hat sowohl einen »festen« wie auch einen »leeren« Aspekt, und ebenso hat der ganze Körper, als Einheit betrachtet, einen »festen« und einen »leeren« Aspekt. Alle Teile des Körpers müssen ohne die kleinste Trennung zusammenhängen wie Perlen auf einer Kette.

Yang Lu Chan (1792–1872) fügte hinzu: »Dieser Text stammt von Meister Chan San Feng vom Berg Wu Tang, geschrieben mit dem Wunsch, allen Menschen, die Tai Chi üben, zu langem Leben und ewiger Jugend zu verhelfen. Der Gebrauch von Tai Chi als Selbstverteidigung ist erst in zweiter Linie wichtig.«

Die Abhandlung über Tai Chi Chuan

von Wang Chung Yueh

Tai Chi kommt aus dem Unendlichen. Es ist der Ursprung von Bewegung und Ruhe und die Mutter von Yin und Yang. In Bewegung handeln die zwei unabhängig

voneinander, in Ruhe verschmelzen sie zur Einheit. Übermaß wie Unzulänglichkeit müssen vermieden werden, tue weder zuviel noch zuwenig.
Wenn dein Gegner auch nur den leisesten Druck auf dich ausübt, gib nach, wenn er auch nur ein Stückchen zurückgeht, folge ihm. Das Starke durch Nachgeben besiegen heißt: »zurückweichen«. Die eigene Stellung zum Nachteil des Gegners verbessern heißt: »(am Gegner) kleben bleiben«. Schnelle Bewegung beantworte schnell, langsame langsam. Das gilt für alle Situationen und Techniken. Durch sorgsames Üben kannst du allmählich lernen, die Energie zu verstehen, danach kannst du Erleuchtung erlangen. Dieses Ziel wirst du aber nur durch langes beharrliches Üben erreichen.
Ist der Kopf aufrecht, wird er »leer« und wach. Das Ch'i sinkt in den Unterbauch hinunter zum Tan Tien. Der Körper ist aufrecht, weder vor- noch zurückgelehnt oder zur Seite geneigt. Vollziehe den Wechsel von »fest« zu »leer« so rasch, daß dein Gegner ihn nicht bemerken kann. Drückt dein Gegner gegen deine linke Seite, dann laß sie »leer« werden, das gleiche gilt für die rechte Seite. Wenn er dich nach oben oder nach unten wegstoßen will, laß ihn kein Ende der »Leere« fühlen, auf die er trifft. Greift er an, empfindet er den Abstand zu dir als endlos; weicht er zurück, wird der Abstand für ihn beängstigend gering.
Der ganze Körper ist so sensibel, daß du eine Feder fühlen kannst, die darauf gelegt wird, und so leicht und geschmeidig, daß ihn eine Fliege in Bewegung setzt, die sich auf ihm niederläßt. Dein Gegner kann deine Bewegungen nicht spüren, aber du kannst seine im voraus erkennen. Wenn du alle diese Techniken meisterst, wirst du ein hervorragender Kämpfer sein.
Im Boxen gibt es unzählige Schulen. Wie verschieden

sie auch sein mögen, alle verlassen sich darauf, daß das Starke das Schwache und das Schnelle das Langsame besiegt. Das aber sind Fähigkeiten, die von natürlicher körperlicher Begabung und Stärke abhängen und nicht gelernt und verfeinert zu werden brauchen. Das Sprichwort: »Eine Kraft von tausend Pfund mit einer auslösenden Kraft von vier Unzen besiegen«, zeigt, daß das mit reiner Körperkraft nicht getan werden kann. Und wenn ein alter Mann viele Angreifer besiegt – kann er sich dabei vielleicht auf seine Schnelligkeit verlassen?

Stehe wie eine Waage im Gleichgewicht, und bewege dich wie ein Rad. Laß dein Gewicht immer auf einem Fuß ruhen. Ist es gleichmäßig auf beide Füße verteilt, werden deine Bewegungen plump werden. Viele, die lange Jahre beharrlich geübt haben, werden immer wieder besiegt, weil sie diesen Fehler der Doppelgewichtigkeit nicht erkannt haben. Um ihn zu vermeiden, muß du Yin und Yang verstehen. (Am Gegner) Kleben ist auch Zurückweichen, Zurückweichen ist auch (am Gegner) Kleben, denn Yin ist untrennbar von Yang, und umgekehrt. Yin und Yang ergänzen sich: Wenn du das verstanden hast, dann kannst du die Energie verstehen. Durch beharrliches Üben, überlegtes Studieren und Meditieren kannst du dann allmählich das Stadium erreichen, wo du dich ganz auf deinen Geist verlassen kannst.

Entscheidend in Tai Chi ist, die eigenen Absichten aufzugeben und dem Gegner zu folgen, aber viele mißverstehen dieses Prinzip so, daß sie das Naheliegende aufgeben, um das Entfernte zu suchen. Das Sprichwort sagt: »Die kleinste Abweichung führt einen meilenweit in die Irre.« Darum studiere das Gesagte genau und lerne alle Techniken sorgfältig und gründlich.

Die dreizehn Bewegungsformen

von Wu Yu Hsiang

Die dreizehn Bewegungsformen des »Langen Boxens«

Tai Chi wird auch »Langes Boxen« genannt, weil seine Bewegungen fließen wie ein langer Fluß, der unaufhörlich dahinströmt.

Die dreizehn Bewegungsformen sind: Abwehr (»Ward Off, peng), Stoßen (»Push«, an), Ziehen (»Pull«, chai), Zurücklehnen (»Bend Backward«, li), Ellbogen-Stoß (»Elbow-Stroke«, chou) und Schulter-Stoß (»Shoulder-Stroke«, kouo). Diese acht Formen heißen »Eingänge« oder »Energien« (»Entrances«, »Intrinsic Energies«) (d. h. sie beziehen sich auf Bewegungen der Arme, Hände und Schultern) und werden symbolisiert durch die acht Trigramme des Pa Kua.

Die ersten vier Bewegungsformen repräsentieren die Himmelsrichtungen Chien, Kun, K'an, Li, die zweiten vier die vier Ecken der acht Trigramme, Hsun, Chen, Tun, Ken (d. h. die ersten vier Süd, Nord, West und Ost, die zweiten vier Südwest, Nordost, Südost und Nordwest). Die übrigen fünf Bewegungsformen sind: Vorgehen (»Advance«), Zurückgehen (»Retreat«), Nach links sehen (»Look to the Left«), Nach rechts sehen (»Look to the Right«) und Stabiles Gleichgewicht (»Central Equilibrium«). Sie heißen »Haltungen« (»Attitudes« — auf Schritte und Fußstellungen bezogen) und repräsentieren die fünf Elemente Metall, Holz, Wasser, Feuer, Erde.

Die dreizehn Bewegungsformen und der Geist (»psychische Kraft«, Vorstellungskraft, Wille, Bewußtsein)

Lenke das Ch'i mit dem Willen, damit es sinkt und sich in den Knochen sammelt. Laß das Ch'i ungehindert durch den ganzen Körper zirkulieren, dann wird er geschmeidig und folgt deinem Willen. Wenn du so alle Bewegungen durch den Willen lenkst, wird sich deine gewöhnliche Körperkraft in eine geistig-körperliche Energie verwandeln, die dein Bewußtsein verändert. Dann werden deine Bewegungen nicht mehr plump und träge sein. Um das zu erreichen, halte den Kopf so, als würde er von oben von einer Schnur gehalten. Wenn der Wille und das Ch'i so fein aufeinander abgestimmt werden, wirst du die Wirkungsweise dieser Bewegungskunst beglückt erfahren. Dazu ist es aber nötig, den Wechsel von »fest« und »leer« genau zu beachten.

Wenn du die eigentliche, innere Energie einsetzt, mußt du ruhig und entspannt sein, deinen Schwerpunkt sinken lassen und dich auf eine Richtung konzentrieren. Der Rumpf muß aufrecht, entspannt und in stabilem Gleichgewicht sein. Auf diese Weise kannst du jeden Angriff, aus welcher Richtung auch immer, abwehren.

Lenkt der Wille des Ch'i durch den Körper, dann ist es, als würde ein Faden durch eine Perle mit neun verschlungenen Gängen gezogen: Keine Windung und keine Stelle bleiben undurchdrungen. Wenn du die »eigentliche, innere Energie« einsetzt, ist sie wie hundertfach gehärteter Stahl, und nichts ist so hart, das ihr widerstehen könnte. Äußerlich gleichst du dem Adler, der über dem verfolgten Kaninchen kreist und gleich herabstößt, innerlich der Katze, die einer Maus auflauert. Bewegst du dich nicht, sei still wie ein Berg, bewegst du dich, sei wie ein reißender Strom. Sammle die »eigentli-

che, innere Energie«, als spanntest du einen Bogen, und setze sie ein, als schnelltest du den Pfeil ab.
Suche den geraden Weg aus der Kreisbewegung. Sammle die Energie erst, bevor du sie einsetzt. Die Energie kommt aus der Wirbelsäule. Die Schritte folgen den Rumpfbewegungen. Zurückweichen ist auch Angreifen, Angreifen ist auch Zurückweichen. Unterbrechen heißt Verbinden (d. h., wird Yang-Energie im Angriff freigesetzt – der Energiefluß unterbrochen –, entsteht durch Entspannung sogleich Yin-Energie). Wenn du dich am Platz vor- und zurückbewegst, wende die Falttechnik an, gehst du vor oder zurück, mußt du den Körper drehen und die Fußstellungen ändern.
Durch Nachgeben und Weichwerden wirst du stark und widerstandsfähig. Kannst du richtig atmen, dann wird dein Körper leicht und behende werden. Wird das Ch'i auf natürliche Weise kultiviert, dann kann kein Schaden entstehen. Lasse Arme und Beine immer rund, dann wirst du dich nie verausgaben. Der Geist befiehlt, das Ch'i ist die Signalflagge und die Hüfte das Banner. Wenn du anfängst zu üben, mache große und ausgreifende Bewegungen. Später lasse sie kleiner und kompakter werden. Auf diese Weise wirst du so kämpfen lernen, daß keiner deine Technik durchschauen kann.
Es heißt auch: Erst kommt der Geist – und dann der Körper. Der Bauch ist entspannt, und das Ch'i kann sich in den Knochen sammeln. Geist und Körper sind unbewegt und still. Diese Regeln darfst du nie vergessen.
Denke auch daran: Wenn du dich bewegst, bewegt sich der ganze Körper, und stehst du still, sind alle seine Teile in Ruhe.
In allen Bewegungen vor und zurück geht das Ch'i in den Rücken und sammelt sich in der Wirbelsäule. Innerlich stärkst du deine Lebenskraft, nach außen erscheinst

du friedlich und still. Gehe wie eine Katze und setze deine eigentliche, innere Energie so ein, als zögest du Seide aus einem Kokon.
Entscheidend ist, Atem und biologische Energie in geistig-körperliche Energie zu sublimieren. Wenn du dich nur auf deinen Atem konzentrierst, kommst du nicht weiter und kannst deine Energie nicht entwickeln. Daher vergiß das Atmen, verlaß dich auf deinen Geist, und deine Kräfte werden wachsen.
Das Ch'i ist wie ein Rad, die Hüfte ist seine Achse. Es heißt auch: Bewegt sich dein Gegner nicht, bewegst du dich auch nicht, aber der kleinsten Bewegung von ihm kommst zu zuvor. Beim Angriff scheint es, als sei die eigentliche, innere Energie schlaff, sie ist aber nur entspannt. Auch scheint es, als seien die Arme gestreckt, sie sind es aber nicht ganz. Wird der Fluß der Energie (äußerlich) unterbrochen, geht ihre Bewegung doch im Geist weiter.

Das Lied von den dreizehn Bewegungsformen

Die dreizehn Bewegungsformen dürfen nie vernachlässigt werden.
Die Hüfte ist der Ursprung, aus dem heraus sie zu verstehen sind.
Beachte genau den Wechsel von »fest« zu »leer« und umgekehrt:
Dann wird das Ch'i völlig ungehindert durch den ganzen Körper zirkulieren.
Obwohl du dich bewegst, um einen Angriff abzuwehren, bleib im Innern unbewegt.
So kannst du alle Bewegungen deines Gegners im Ansatz

erkennen und brauchst deine eigene hervorragende Technik nur einzusetzen, ihm zuvorzukommen.
Studiere jede Bewegungsform sorgfältig, und suche ihre verborgene Bedeutung zu verstehen.
Dann kannst du diese Kunst erlernen, ohne dich in falscher Weise anzustrengen.
Sei dir in jedem Augenblick deiner Hüfte bewußt.
Ist der Bauch ganz entspannt, kann das Ch'i ungehindert aufsteigen. Wenn die untersten Wirbel aufrecht sind, kann die vitale Energie bis in den Kopf steigen.
Den Kopf so tragen, als würde er von oben gehalten, macht den ganzen Körper leicht und beweglich.
Erforsche die Bewegungsformen sorgfältig und gründlich.
Ob beugen oder strecken, öffnen oder schließen: Laß die Bewegungen ihren natürlichen Weg nehmen.
Am Anfang ist es am besten, sich durch mündliche Unterweisung eines Meisters auf den richtigen Weg führen zu lassen.
Und übst du beharrlich und genau, wird dein Können sich von selbst entfalten.
Welches aber ist die richtige Art, den Körper zu gebrauchen?
Die Antwort ist: Der Geist und das Ch'i lenken Muskeln und Knochen. Denk immer an den eigentlichen Sinn dieser Kunst: Länger leben, dabei jung bleiben und Unsterblichkeit erlangen helfen.
Beachtest du diesen Text voll Wahrheit in deinen Studien nicht, wirst du eines Tages bedauern, so viel Zeit und Mühe geopfert zu haben: denn dann war alles umsonst.

Anmerkungen zur Einführung zu Tai Chi Chuan

1. A. Watts: The Two Hands of God (New York 1973), S. 54.
2. S. Palos: Chinesische Heilkunst (München 1973), S. 36.
3. A.a.O., S. 48.
4. A.a.O., S. 49.
5. A.a.O., S. 54
6. Lu Hui-ching: Tai Chi Chuan (New York 1973), S. 9.
7. E. W. und I. R. Stiefvater: Chinesische Atemlehre und Gymnastik (Ulm 1962), S. 79.
8. P. D. White: »A Doctor Looks at Fitness«, in: H. Kauz, Tai Chi Handbook, (New York 1974), S. 16.
9. Y. K. Chen: Tai Chi Chuan, Its Effects and Practical Applications (Hongkong o. J.), S. 12
10. A. Watts: a.a.O., S. 63.
11. Al Chung-liang Huang: Embrace Tiger, Return to Mountain (Moab, Utah, 1973), S. 31
12. T. T. Liang: Tai Chi Chuan for Health and Self-Defense (Boston 1974), S. 5. (Die Zeitangabe »30 Minuten« bezieht sich auf die lange Fassung der Soloübung.)
13. H. v. Kleist: »Über das Marionettentheater«, in: Werke, Reclam UB 7670 (München 1961), S. 60, 65.
14. D. F. Draeger und R. W. Smith: Asian Fighting Arts (Tokyo, New York 1973), S. 38.

Anmerkungen zu den klassischen Texten

(Die Bemerkungen in Klammern innerhalb der Texte sind vom Übersetzer)

1. Zu »Falttechnik«: »Wenn dein Gegner deine Hand angreift, ziehst du sie zurück und greifst ihn sofort mit dem Handgelenk an. Wenn er dein Handgelenk angreift, ziehst du es zurück und greifst ihn sofort mit dem Unterarm an. Greift er deinen Unterarm an, ziehst du ihn zurück und greifst sofort mit dem Ellbogen an. Greift er deine Ellbogen an, ziehst du ihn zurück und greifst ihn sofort mit der Schulter an. Greift er deine Schulter an, zieht du sie zurück und greifst sofort mit der Stirn an. Das heißt »Falttechnik« oder auch »Der Wechsel von Fest zu Leer.« (Liang, S. 23.)
2. »Der Geist, der das Ch'i lenkt, ist wie der Befehlshaber, der kommandiert. Das Ch'i, das durch den Körper zirkuliert, gibt wie die Signalflagge die Befehle an die Truppen weiter. Die Hüfte ... ist wie das Banner, das die Richtung der Bewegung angibt. Die bewegt sich, und der ganze Körper folgt.« (Liang, S. 23.)

Bibliographie

Anders, Frieder: Tai Chi – Chinas lebendige Weisheit. Grundlagen der fernöstlichen Bewegungskunst. Köln 1985.
Chang Chun-yuan: Tao, Zen und schöpferische Kraft. Diederichs Verlag, Köln 1975
Chen, Yearning K.: Tai Chi Chuan, Its Effects and Practical Applications, Hongkong o. J.
Cheng Man-Ching und Robert W. Smith: Tai Chi. Charles E. Tuttle, Tokyo und Rutland, USA, 1972
Delza, Sophia: Tai Chi Chuan. Cornerstone Library, New York 1961
Draeger, Donn F. und R. W. Smith: Asian Fighting Arts. Kodansha International, Tokyo und New York 1973
Feng, Gia-fu: Tai Chi – A Way of Centering and I Ching. Collier Books, New York 1970
Huang, Al Chung-liang: Embrace Tiger, Return to Mountain, The Essence of Tai Chi. Real People Press, Moab, Utah 1973
Huang, Wen-Shan: Fundamentals of Tai Chi Chuan. South Sky Book Co., Hongkong 1973
Kauz Herman: Tai Chi Handbook. Dolphin Books, Doubleday, New York 1974
Kleist, Heinrich v.: Über das Marionettentheater. Reclam UB 7670, München 1961
Lao-tse: Tao Te King, Reclam UB, Stuttgart 1961
Lee Ying-Arng: Tai Chi Chuan for Health. Unicorn Press, Hongkong 1974
Liang, T. T.: Tai Chi Chuan for Health and Self-Defense. Redwing Book Co, Boston 1974
Liu, Da: Tai Chi Chuan and I Ching. Harper & Row, New York 1972
Lu Hui-Ching: Tai Chi Chuan, St. Martin's Press, New York 1973
Lu K'uan Yü (Charles Luk): Taoist Yoga. Samuel Weiser, New York 1973
Lum, Andrew: Kung Fu Combat. Tai Chi Chuan. Golden Unicorn, Honolulu 1974

Lum, Andrew: Advanced Tai Chi Chuan. Golden Unicorn, Honolulu 1975
Palos, Stephan: Atem und Meditation. O. W. Barth Verlag, München 1974
Palos, Stephan: Chinesische Heilkunst. Delp'sche Verlagsbuchhandlung, München 1973
Po, Li und Ananda: Wave Hands Like Clouds. Training Methods of Tai Chi. Harper & Row, New York 1975
Smith, Robert W.: Chinese Boxing. Kodansha International, Tokyo und New York 1974
Stiefvater, Erich W. und Ilse R.: Chinesische Atemlehre und Gymnastik. Karl F. Haug Verlag, Ulm 1962
Tseng Chiu-Yien: The Chart of Tai Chi Chuan. Union Press, Hongkong o. J.
Watts, Alan W.: The Two Hands of God. Collier Books, New York 1973
Yang Ming-Shi: Tai Chi Chuan for Health and Beauty: Bunka Publishing Bureau, Tokyo 1976

Zu den Personen

Großmeister William C. C. Chen lehrt Tai Chi seit 1958 in Taiwan, Singapur, Malaysia, Bangkok, Hawaii, an der Westküste der USA und seit einigen Jahren in New York City.

Frieder Anders, Autor, Schauspieler, Regisseur, lebt in Frankfurt a. M. und lehrt dort Tai Chi. Tai Chi Chuan, Schule für Meditation in Bewegung und Kampfkunst aus China.

Adresse: Frieder Anders, Im Trutz 23, 60385 Frankfurt, Telefon: 069/77 90 76

Christian Hanussek ist Maler und lebt in Frankfurt/M.